Alimentação saudável na infância

CIP-BRASIL. CATALOGAÇÃO NA FONTE
SINDICATO NACIONAL DOS EDITORES DE LIVROS, RJ

L782a

Lobo, Cláudia
    Alimentação saudável na infância : conceitos, dicas e truques fundamentais / Cláudia Lobo. – São Paulo : MG Editores, 2015.
    120 p.

    Apêndice
    Inclui bibliografia
    ISBN 978-85-7255-079-6

    1. Crianças - Nutrição. 2. Saúde. 3. Alimentação. I. Título.

15-21063   CDD: 613
                                                                   CDU: 613

www.mgeditores.com.br

Compre em lugar de fotocopiar.
Cada real que você dá por um livro recompensa seus autores
e os convida a produzir mais sobre o tema;
incentiva seus editores a encomendar, traduzir e publicar
outras obras sobre o assunto;
e paga aos livreiros por estocar e levar até você livros
para a sua informação e o seu entretenimento.
Cada real que você dá pela fotocópia não autorizada de um livro
financia o crime
e ajuda a matar a produção intelectual de seu país.

Alimentação saudável na infância

CONCEITOS, DICAS
E TRUQUES FUNDAMENTAIS

Cláudia Lobo

MG EDITORES

ALIMENTAÇÃO SAUDÁVEL NA INFÂNCIA
Conceitos, dicas e truques fundamentais
Copyright © 2015 by Cláudia Lobo
Direitos desta edição reservados por Summus Editorial

Editora executiva: **Soraia Bini Cury**
Assistente editorial: **Michelle Neris**
Capa: **Buono Disegno**
Imagem de capa: **Marcia Seebaram/Shutterstock**
Projeto gráfico e diagramação: **Crayon Editorial**
Impressão: **Sumago Gráfica Editorial**

MG Editores
Departamento editorial
Rua Itapicuru, 613 – 7º andar
05006-000 – São Paulo – SP
Fone: (11) 3872-3322
Fax: (11) 3872-7476
http://www.mgeditores.com.br
e-mail: mg@mgeditores.com.br

Atendimento ao consumidor
Summus Editorial
Fone: (11) 3865-9890

Vendas por atacado
Fone: (11) 3873-8638
Fax: (11) 3872-7476
e-mail: vendas@summus.com.br

Impresso no Brasil

*A Beatriz e Lucas,
meus amores*

> Um grama de ação vale mais que uma tonelada de teoria.
> FRIEDRICH ENGELS

SUMÁRIO

INTRODUÇÃO 11

1 Déjà vu 15
2 Causas 17
3 Comida de criança 21
4 Sem tempo 23
5 Alimentação adequada, saudável e nutritiva . . 26
6 Soluções 28
7 A alimentação ideal 40
8 Organizando as compras semanais 43
9 Para não errar nas compras 52
10 Depois das compras 54
11 Auxiliares importantes 64

12	Como fazer meu filho comer mais legumes e verduras?	71
13	Parece, mas não é	84
14	Criatividade	86
15	Truque especial	95
16	Criança que não come	99
17	Recusas e birras	103
18	Guloseimas	106
19	Considerações importantes	108
20	Vitória	110

REFERÊNCIAS	112
APÊNDICE	116

INTRODUÇÃO

Caro(a) leitor(a),
Notícias de como as crianças têm se alimentado mal e estão sofrendo cedo demais as consequências danosas desse hábito estão cada vez mais presentes em todas as mídias. Grande parte das doenças existentes poderia ser evitada por meio da alimentação saudável, e muitas surgem silenciosamente ainda na infância. Pesquisa realizada pelo McKinsey Global Institute em 2014 comprovou que a obesidade custa ao Brasil 2,4% de seu produto interno bruto, o equivalente a R$ 110 bilhões. Além disso, o excesso de peso aparece em terceiro lugar na lista de problemas de saúde pública, perdendo apenas para as mortes violentas e o alcoolismo.[1] Ainda mais grave, um estudo do Instituto Brasileiro de Geografia e Estatística (IBGE) comprovou que quase 35% das

1. Saiba mais em: <http://www.bbc.co.uk/portuguese/noticias/2014/11/141120_obesidade_rp>. Acesso em: 4 jan. 2015.

crianças entre 5 e 9 anos de idade estão obesas.[2] Ainda segundo a McKinsey, essa verdadeira epidemia atinge cerca de 30% da população mundial.

É extremamente difícil alimentar adequadamente uma criança nos dias de hoje. Falta tempo para preparar refeições equilibradas em casa, os pequenos estão voluntariosos e cheios de vontades, não aceitam a maioria dos alimentos que deveriam comer e só querem aqueles que não acrescentam nada de bom à saúde. Além do mais, certas comidas são mais saborosas que outras, é fato, e as mais gostosas nem sempre são saudáveis.

Ao mesmo tempo, todos os dias surgem informações, muitas vezes desencontradas, de como oferecer uma alimentação saudável aos filhos. Produtos que parecem maravilhosos e ricos em nutrientes são a menina dos olhos da publicidade, mas nutricionistas e médicos apontam seus perigos. Como se não bastasse, o Brasil é hoje campeão no uso de agrotóxicos. Pesquisa divulgada por ambientalistas no final de 2014 comprova que cada brasileiro consome em média 5,2 litros de veneno agrícola por ano.[3] Somado a tudo isso, sabemos que mudar um hábito adquirido há algum tempo é bastante difícil.

Diante desses dados desanimadores, como garantir a seus filhos uma boa nutrição? Não se desespere: essa busca não é só sua. Ao longo de minha experiência como nutricionista, escrito-

2. Mais informações em: <http://www.ibge.gov.br/home/estatistica/popula cao/condicaodevida/pof/2008_2009_encaa/pof_20082009_encaa.pdf>. Acesso em: 27 fev. 2015.
3. Veja mais dados em: <http://agenciabrasil.ebc.com.br/geral/noticia/2014-12/ brasileiro-consome-52-litros-de-agrotoxico-capita-por-ano-alertam-ambienta>. Acesso em: 6 fev. 2015.

ra e palestrante, conheci milhares de mães e pais que procuram uma solução viável para o problema da alimentação infantil. Pensando nessas famílias – e também nas instituições que acolhem crianças, como escolas, creches, hospitais etc. –, resolvi criar um livro que oferecesse dicas práticas e descomplicadas para atingir essa meta. Levando em conta que quase 40% dos lares brasileiros abrigam crianças menores de 12 anos, você não tem motivos para se sentir sozinha nessa luta. Por isso, mãos à obra!

1 DÉJÀ VU

Provavelmente você já passou longas e angustiantes horas pensando na alimentação que seu filho recebe. Embora saiba que ele parece estar bem, você também tem consciência de que o que ele ingere – em casa, na escola, nas festinhas, nas reuniões com amigos – nem sempre é saudável.

É comum sentir-se frustrada por não conseguir que ele se alimente adequadamente e, ao mesmo tempo, não saber o que fazer para mudar a situação. O fato de as crianças adquirirem autonomia cada vez mais cedo também não ajuda nesse quesito: cheias de vontades, elas querem comer fora de hora, só apreciam o que não é saudável, só aceitam o mesmo tipo de comida todo santo dia e ainda por cima só têm apetite quando querem e para aquilo de que gostam.

A gente fala, o filho finge que não escuta, brigamos e ele emburra; ameaçamos, ele faz birra, cedemos e criamos um pequeno ditador; barganhamos e criamos um tirano; gritamos e ele chora; desistimos e ele vence.

É quase sempre assim em todo o mundo. Cenas e brigas entre pais e filhos por causa de comida inadequada acontecem todos os dias na maioria das casas. Como fazer para mudar esse panorama?

2 CAUSAS

POR QUE AS CRIANÇAS ESTÃO SE ALIMENTANDO MAL?
Vamos trabalhar com fatos.

As crianças preferem alguns alimentos a outros e lutam pelo direito de consumi-los ao bel-prazer com todas as suas forças e armas (choro, birra, mau comportamento, carinhas tristes, greve de fome ou de banho, ânsias de vômito, agressividade, chantagem emocional etc.).

Em geral, optam por alimentos doces, salgados, fritos, fáceis de mastigar, que possam ser comidos em qualquer lugar da casa – sobretudo se não demandarem talheres para ser consumidos –, de cor e cheiro agradáveis, com embalagens coloridas, de fácil acesso na hora da fome, rápidos de preparar, que sejam habituais e rotineiros, facilmente identificáveis, que apareçam nas propagandas e os amigos também comam. Se você observar bem, verá que acabei de descrever a maioria das guloseimas e dos alimentos industrializados que você tem em casa.

Os motivos que levam uma criança a preferir alguns alimentos a outros são os mais variados. Estou convencida de que essa preferência é estimulada e aceita muito facilmente, em primeiro lugar, dentro de casa.

Uma criança que já teve contato com o sabor doce do açúcar e de guloseimas como refrigerantes, chocolates, balas e afins, e também com o gosto diferente das frituras e o salgadinho dos *snacks*, certamente o fez porque tais alimentos lhe foram disponibilizados em seu ambiente familiar ou no convívio com familiares. A frequência de consumo desses produtos, a quantidade oferecida e o fato de os pais cederem regularmente às vontades da criança fazem-na, obviamente, rejeitar outros alimentos não tão saborosos ao seu confuso paladar. É um círculo vicioso:

oferta de alimentos pouco nutritivos → rejeição de alimentos saudáveis → oferta de alimentos pouco nutritivos

À medida que a criança vai crescendo, fica mais exposta à mídia agressiva dos alimentos industrializados e do *fast-food*, que descobriram nos pequenos importantes e leais consumidores geradores anuais de milhões de reais a essas empresas e utilizam todos os recursos para alcançar esse público tão lucrativo. Vejamos o que diz o renomado Instituto Alana sobre isso:

No âmbito da alimentação, a publicidade é um fator que estimula a disseminação da maior epidemia infantil da história: a obesidade. A pesquisa Targeting Children With Treats [...], de 2013, aponta que as crianças que já têm sobrepeso aumentam em 134% o consumo de alimentos com altos teores de sódio, gorduras trans e saturadas e açúcar, quando expostas à publicidade destes produtos.[4]

Vamos agora a alguns dados básicos sobre as crianças. Elas:

- têm preferências alimentares inatas, como o sabor doce e o umami (gosto presente no leite materno e nos alimentos industrializados que contêm glutamato monossódico, como salgadinhos de pacote, carnes processadas etc.);
- sofrem influência dos hábitos familiares – nem sempre saudáveis – desde bebês;
- aprendem desde cedo a gostar de alimentos extremamente calóricos e pobres em nutrientes, obtendo-os de forma fácil e abundante;
- assistem a mais de quatro horas de TV por dia e comem mais guloseimas quando estão diante dela, de games, do computador, de *tablets* etc.;
- são influenciadas pelas propagandas de alimentos e pelos modismos;
- são pressionados pelos exemplos de outras crianças (amigos, vizinhos, colegas, irmãos maiores);
- aprendem (superficialmente) na escola a se alimentar bem, mas sua lancheira, a cantina da escola e o exemplo dos professores e de outros alunos contradizem toda a teoria ensinada;

---

4. Saiba mais em: <http://criancaeconsumo.org.br/consumismo-infantil/>. Acesso em: 8 fev. 2015.

- participam ativamente das compras, opinando em 80% (sim, você leu certo) das decisões de consumo da família.[5]

Assim, não é à toa que as crianças se alimentam cada vez pior e sofrem na pele – e no coração, no sangue, no cérebro – as consequências dessa falta de cuidado e orientação. Se há culpados pelo fato inequívoco de as crianças estarem se alimentando mal, não são isolados. Porém, mais importante do que procurar culpados é corrigir os erros, buscar orientações práticas e se engajar no compromisso de orientar melhor os filhos para a vida, inclusive no que se refere à alimentação.

5. <http://exame.abril.com.br/marketing/noticias/criancas-participam-de-80-das-decisoes-de-compra-da-familia>. Acesso em: 27 fev. 2015.

3 COMIDA DE CRIANÇA

Não precisamos ser muito espertos para deduzir até que ponto é cômodo chegar ao supermercado e encher o carrinho de salgadinhos, biscoitos recheados, bolinhos, bombons, batatas *chips*, refrigerantes, macarrão instantâneo, sopa de saquinho, salsicha, pedaços de frango empanados, achocolatado de caixinha e em pó, pipoca de micro-ondas, lasanha e pizza congeladas, chocolates, balas, enlatados, conservas, sucos de caixinha ou em pó etc.

Além de serem práticos, esses alimentos e bebidas agradam a qualquer criança de 4 meses a 90 anos de idade, a qualquer hora do dia e da noite, e resolvem todos os problemas relativos à falta de tempo para preparar refeições para a família.

Se perguntássemos a todas as crianças do mundo o que elas gostam de comer, 99,99% delas citariam pelo menos uma das opções apontadas no parágrafo anterior. E, se lhes perguntássemos com que frequência gostariam de consumir esses alimentos, diriam sem pestanejar: todos os dias.

Outro fator a ser considerado é que existe uma linha muito fina, quase obsoleta, separando o que se *quer* do que se *deve*. Com comida não é diferente. Você já deve ter noções suficientes sobre nutrição para saber que uma alimentação baseada no que se *deve* comer pode contribuir para o crescimento, o desenvolvimento e a saúde da criança. Por outro lado, uma alimentação baseada somente no se *quer* comer pode prejudicar o crescimento e o desenvolvimento dela, desencadear inúmeras doenças físicas e mentais e provocar um decréscimo substancial em sua qualidade de vida e até sua morte prematura.

Então, como fazer seu filho entender isso? Não dá! Ele não vai entender, por mais que você explique. Crianças são naturalmente egocêntricas e por isso sempre buscam o próprio prazer – sobretudo aquele a que já estão acostumadas – e lutam por ele com unhas e dentes. Não têm maturidade, conhecimento ou experiência para realizar esse tipo de escolha ou tomar decisões dessa natureza. Para as crianças, não importa se a pipoca de micro-ondas é cheia de gordura trans, se a jujuba é puro açúcar e corante. A preocupação com a saúde está a anos-luz de seus pensamentos.

Então, é VOCÊ quem precisa ter esse discernimento. Cabe a VOCÊ decidir o que o seu filho vai comer.

Agora me ouça dizer em alto e bom som, devagar e seriamente: comida de criança é comida saudável, equilibrada, que vai ajudar a preservar a saúde e a vida do seu filho. Comida de criança é aquela que vai fazê-lo crescer e se desenvolver como deve – tornando-o, assim, mais feliz e longevo.

A escolha de dar a seu filho uma alimentação verdadeira e saudável é totalmente sua, e tomar a decisão certa é fácil quando se ama. Porém, depois da escolha vem a ação, e no meio do caminho surge a grande pergunta: como fazer isso na prática?

4 SEM TEMPO

Vivemos em tempos modernos. A mulher não é mais aquela que se dedica exclusivamente ao cuidado dos filhos, da casa, do marido. Ela trabalha dentro e/ou fora de casa, mas também se cuida, estuda, tem sonhos, interesses, metas, responsabilidades, gerencia, emprega, decide, resolve, lidera, produz, economiza, além de se ocupar da família.

Independentemente da sua profissão, ocupação ou renda, sei que você, assim como todas as mulheres modernas, sofre com falta de tempo (ou de paciência, talento culinário, vontade, disposição) para cuidar todos os dias da alimentação da família.

A verdade é que, hoje em dia, as mulheres não precisam mais sofrer com a pressão ou a obrigação de ser excelentes donas de casa (aquela que lava, passa, cozinha, arruma, limpa, cuida, costura, é babá, motorista, professora, educadora, advogada, juíza, amante, esposa), como se isso fosse um dom ou uma responsabilidade inata, pois não é – a menos que queiram que seja assim ou gostem de desempenhar todos esses papéis diariamente, o que me desperta respeito e uma admiração enorme.

Para você que, como eu, não nasceu com o talento das donas de casa ou por qualquer outro motivo não consegue se ocupar da alimentação diária da sua família, é preciso desenvolver muita criatividade, jogo de cintura e, por que não, o famoso jeitinho brasileiro para desempenhar bem essa função. A grande aliada para exercer com sucesso essa tarefa é a praticidade. Aquilo que é prático economiza tempo, facilita o trabalho e deixa tudo mais organizado.

Há três maneiras simples de alcançar a tão sonhada alimentação saudável para você e sua família: você própria assumir essa responsabilidade com seriedade e dedicação; delegar essa função a alguém de sua confiança; ou pagar por serviços especializados nesse sentido.

A terceira opção, apesar de mais cara, talvez seja a mais cômoda, prática e, por vezes, mais acertada para muitas famílias. Optando por ela, você poderá contar com diversos tipos de ajuda profissional: cardápios prontos, personalizados e balanceados, alimentação saudável entregue na sua casa em todas as refeições, acompanhamento nutricional, palestras, aulas, cursos, cozinheiras treinadas em alimentação saudável etc. Nesse caso, é preciso escolher com cuidado os profissionais que prestarão esse tipo de serviço. Procure orientação e opções que mais se adaptem às suas necessidades com um nutricionista da sua confiança.

Para as outras duas opções você deverá, antes de mais nada, conhecer a fundo o que vem a ser alimentação adequada, saudável e nutritiva.

UM PEQUENO PARÊNTESE

Todas as recomendações e dicas presentes neste livro direcionam-se a crianças saudáveis física e mentalmente do ponto de vista médico, e em nenhuma hipótese substituem a avaliação e o acompanhamento individual de um profissional. Todas as informações aqui elencadas são dedicadas a crianças de 2 a 12 anos, sendo consideradas de forma genérica e podendo ser atribuídas tanto a meninos quanto a meninas.

Da mesma forma, o(a) leitor(a) é referido(a) como mãe da criança, mas somente para efeito didático, uma vez que este livro poderá e deverá ser lido e consultado por qualquer pessoa ou instituição que se interesse pelo assunto.

5 ALIMENTAÇÃO ADEQUADA, SAUDÁVEL E NUTRITIVA

Em meu livro *Comida de criança – Ajude seu filho a se alimentar bem sempre* (MG Editores, 2010), você encontra a teoria sobre os alimentos, seus nutrientes e suas funções no organismo; aprende a montar um cardápio balanceado, que tipo de alimentos oferecer e como preparar as refeições; aprende receitas simples e nutritivas, e muito mais.

Nesta obra, a proposta é abordar o "como". Como fazer, na prática, para seu filho se alimentar bem sempre. Prometo que vai ser divertido! Já dizia Confúcio: "Escolha um trabalho que você adore e não terá de trabalhar um único dia na vida".

Nas próximas páginas, apresentarei ideias práticas que você poderá usar no dia a dia para alcançar a tão sonhada alimentação saudável. E, o que é melhor, sem muito esforço.

Porém, antes de mais nada, você precisa se preparar. Preparar refeições e lanches nutritivos exige mudanças no cotidiano e nos hábitos familiares, e muitas das que proponho aqui talvez sejam bem diferentes daquilo a que você e sua família estão acostumados. Por certo há muito trabalho pela frente, mas a sensação de vitória quando você começar a vislumbrar os resultados é indescritível.

As mudanças deverão acontecer com planejamento e calma. Não se estresse, não tente fazer tudo de uma vez. Doses homeopáticas de mudança funcionam melhor. Não tente transformar tudo de um dia para o outro. Primeiro esteja segura do que quer e de por que quer. Informe-se, instrua-se, encha-se de argumentos e de confiança, organize-se e então... goteje mudanças. Deixe que a família assimile as informações aos poucos e se acostume com cada mudança antes de passar para a próxima – é mais fácil assim.

Tente não se tornar uma chata nem pegar muito no pé do seu filho, mas seja sempre firme e ensine-lhe o correto. Use o seu poder de persuasão e convencimento e dê-lhe o exemplo.

6 SOLUÇÕES

USE O CÉREBRO A SEU FAVOR

O seu cérebro conduziu-a até aqui. Tudo que você tem e viveu aconteceu primeiro no mundo das ideias, do pensamento. Seus hábitos foram criados pelo cérebro, assim como suas atitudes, reações e emoções.

Para fazer alterações em qualquer aspecto da vida que não esteja funcionando adequadamente, você terá de tomar as rédeas dessa "dança" diária que tem com o seu cérebro e guiá-lo. Ele é um cavalheiro, portanto permitirá que você o conduza, mas você tem de saber como fazê-lo.

Somos animais de hábitos e rotinas. Repare que, em geral, você faz coisas exatamente da mesma forma sempre: escova os dentes com pequena variação nos movimentos da escova, penteia os cabelos o mesmo número de vezes todos os dias, tem fome nos mesmos horários etc. Qualquer variação nessa rotina, nesses hábitos é percebida por você, pois a tira da sua "zona de conforto", expondo-a ao não usual, ao estranho, ao desconhecido.

A primeira atitude para uma mudança de hábitos verdadeira e duradoura é causar uma pequena pane nessa zona de conforto, fazendo seu cérebro explorar novas alternativas e possibilidades. Faça o seguinte exercício: durante uma semana, você e sua família – inclusive seu filho – devem escolher uma escapada da rotina a cada dia. Prometo que vai ser divertido! Exemplos:

- acordar cinco minutos mais cedo;
- usar a outra mão (a não dominante) para pentear os cabelos, escovar os dentes, segurar o talher, atender o celular etc.;
- sentar-se em outro lugar à mesa de refeições ou em outro lugar na sala;
- dormir voltada para os pés da cama;
- mudar o local das refeições;
- trocar de perfume;
- estacionar o carro em um lugar diferente;
- ler uma página de revista ou olhar fotografias de cabeça para baixo;
- usar o relógio no outro pulso;
- vestir-se de olhos fechados;
- mudar o caminho que faz para ir ao trabalho;
- vestir uma cor de roupa diferente das usuais;
- andar de ré;
- sentar-se no chão e não no sofá
- experimentar novos alimentos etc.

Nada como sair um pouco da zona de conforto para fazer o cérebro ficar mais criativo, atento, vislumbrar novas possibilidades – em outras palavras, ter novas experiências. Então, comece a conduzi-lo, assim ele estará preparado para aceitar com mais facilidade outras mudanças, como as dos hábitos alimentares.

Se você continuar conduzindo seus problemas como sempre fez, alcançará sempre os mesmos resultados, certo? Errado! Agindo da mesma maneira você obterá resultados piores. Eu explico. Da sua geração para a geração de seu filho, muitas coisas mudaram: a qualidade do ar não é a mesma; a água está poluída; os alimentos, contaminados; o ritmo de vida cada vez mais frenético e o tempo para atividades prazerosas e saudáveis só diminui. Assim, se você o conduzir pelos mesmos caminhos que percorreu, não obterá os mesmos resultados. É por isso que você deve fazer escolhas melhores para e por seu filho.

CONVENÇA

Depois de acostumar seu cérebro a sair da zona de conforto, a maneira mais fácil e indolor de começar a realizar qualquer mudança é falar sobre ela positivamente. Sua família precisará saber da sua decisão de mudar a alimentação atual para uma mais saudável e por que deve fazê-la. Converse com eles, convença-os. Há inúmeros motivos para se livrar de hábitos errados. Vejamos alguns argumentos que podem auxiliá-la a convencer a todos de que a alimentação saudável deve ser adotada:[6]

6. Dados obtidos nas seguintes pesquisas/obras: Sociedade Brasileira de Cirurgia Bariátrica e Metabólica e Vigilância de Fatores de Risco e Proteção para Doenças Crônicas por Inquérito (Vigitel), 2009; Pesquisa de Orçamentos Familiares (IBGE, 2008 e 2009); Vigitel, 2012; Associação Brasileira de Estudos da Obesidade e Síndrome Metabólica (Abeso); Guia Alimentar para a População Brasileira (Ministério da Saúde, 2006); *Fome Oculta*, Andrea Ramalho, Atheneu Editora, 2009; The Brazilian Osteoporosis Study (2010) e Unifesp; Sociedade brasileira de Hipertensão, 2015.

- até o fim de 2015, cerca de **2,3 bilhões de pessoas estarão com excesso de peso e 700 milhões estarão obesos** (um aumento de 75% desde 2005);
- mais de **50%** dos brasileiros estão obesos ou com sobrepeso;
- o sobrepeso e a obesidade entre as crianças brasileiras **triplicaram** nos últimos 30 anos;
- **90%** das mortes anuais por problemas decorrentes da obesidade e outras formas de hiperalimentação poderiam ser evitadas por meio de uma alimentação adequada;
- **90%** das mortes anuais por diabetes tipo 2 poderiam ser evitadas se as pessoas se alimentassem de forma equilibrada;
- de **50% a 75%** das mortes anuais por doenças circulatórias e do coração poderiam ser evitadas com uma boa nutrição;
- de **30% a 40%** das mortes anuais por câncer poderiam ser evitadas por meio da alimentação saudável.

Não só as crianças com excesso de peso estão sofrendo os riscos e as consequências da má alimentação – até mesmo as magrinhas e aparentemente saudáveis podem apresentar algum tipo de subnutrição e desenvolver mais cedo doenças antes relacionadas à maturidade:

- **1 de 3** pessoas no mundo sofre de fome oculta (carência de ao menos um tipo de micronutriente – vitaminas ou sais minerais);
- essas carências nutricionais ocorrem com a mesma intensidade **independentemente da região geográfica do país ou das condições socioeconômicas**;
- no Brasil, de **30% a 50%** das crianças menores de 5 anos sofrem de algum grau de deficiência de vitamina A, e a preva-

lência de anemia por carência de ferro gira em torno de **50% a 83,5%** em crianças menores de 2 anos e em **35%** em crianças de 1 a 4 anos;
- a prevalência das doenças causadas por deficiência de ácido fólico, como anemia megaloblástica e defeitos no tubo neural em crianças, no Brasil, é uma das **maiores do mundo**;
- **99%** dos brasileiros não absorvem o total necessário de vitaminas D e E, e **81%** não consomem a quantidade necessária de vitamina K;
- No Brasil, **5%** dos 70 milhões de crianças apresentam hipertensão arterial, sendo o alto consumo de sódio um dos fatores determinantes desse quadro.

As crianças também devem ser incluídas nessa conversa. Mesmo que ainda sejam pequenas demais para entender o que você diz, elas conseguem captar a seriedade da situação, o clima da conversa. Elas vão se sentir incluídas em algo importante, o que faz muito bem à sua autoestima; também se sentirão mais seguras quando as mudanças começarem a acontecer, pois foi tudo combinado com antecedência, e ficarão mais cooperativas do que se as mudanças ocorressem sem seu conhecimento prévio ou sem um combinado entre a família. Trato é trato!

Uma dica é procurar na internet vídeos informativos sobre a quantidade de açúcar e aditivos nos alimentos, por exemplo. O documentário *Muito além do peso* (Brasil, 2012, direção de Estela Renner) pode ser assistido por toda a família com a intermediação dos pais.

VÁ ÀS COMPRAS

Alguns eletrodomésticos e utensílios de cozinha auxiliam sobremaneira na reeducação alimentar, principalmente na de crianças. Portanto, lance mão deles para tornar seu trabalho mais fácil e as mudanças mais divertidas.

Veja na página seguinte uma lista daquilo que pode ser adquirido para auxiliá-la. Encontre alternativas que não estejam na lista também. O que vale é a criatividade, lembrando que nem tudo que é caro é útil. Sempre que possível, prefira utensílios de vidro, que não acumulam bactérias nem têm componentes cancerígenos.

ORGANIZE-SE

O momento das refeições deve ser apreciado por todos. A família deve sentir vontade de se sentar à mesa para comer. A forma como a comida é apresentada, o clima nos horários das refeições e os estímulos sensoriais – sobretudo a visão – contam muitos pontos na aceitação dos alimentos.

Trata-se de aspectos muito mais importantes para a educação nutricional do que o cardápio em si porque a alimentação é um ato de convívio social e envolve emoções e sensações. Assim, a sensação de bem-estar no horário das refeições é imprescindível para um bom relacionamento entre pessoas e alimentos. Nessas horas, a apresentação conta muito:

- Coloque sempre uma toalha limpa na mesa, em todas as refeições. Migalhas de pão e manchas de molho podem provocar repulsa – muitas crianças (mesmo aquelas que vivem lambuzadas e com o nariz escorrendo) sentem nojo de uma mesa suja e manchada.

- máquinas elétricas de biscoitos, *muffins*, bolinhos, *brownies*, *pretzels*, tortas, crepes etc. (elas são excelentes para preparar em poucos minutos lanches caseiros e saudáveis para toda família. Práticas e rápidas, não fazem sujeira e preparam uma pequena quantidade de alimentos por vez, evitando desperdícios);
- panelas e frigideiras com revestimento antiaderente, fáceis de limpar e rápidas para cozinhar;
- processador de alimentos;
- mixer de mão;
- freezer;
- *grill*;
- torradeira;
- sanduicheira elétrica;
- forno de micro-ondas;
- liquidificador;
- potes de vidro com tampa;
- jarras de vidro diferentes;
- taças para sorvete;
- pratos com formatos diferentes;
- guardanapos decorados;
- cortadores de biscoito de formatos diversos;
- bicos e sacos de confeitar;
- raladores de mesa;
- descascadores;
- moedores;
- saladeiras;
- formas de gelo com formas divertidas;
- formas e palitos para picolé;
- livros, CDs e DVDs relacionados à alimentação saudável;
- formas de silicone;
- palitos decorados;
- *hashis* de plástico enfeitados;
- canudos coloridos;
- enfeites para drinks e sanduíches;
- copos, pratos, tigelas e talheres bonitos, coloridos e divertidos.

- Disponha pratos, copos e talheres do mesmo jogo à mesa, uma jarra bonita com água bem fresquinha no centro e guardanapos de papel ao lado dos pratos. Evite usar toalha de papel absorvente dobrado – os detalhes fazem toda a diferença e ajudam a tornar o horário das refeições um prazer.
- Desligue a TV, o rádio, o computador ou qualquer outro dispositivo de som e imagem durante as refeições, concentrando-se apenas nas pessoas e na comida.

- Comida gostosa, bonita, cheirosa e colorida feita com capricho sempre é mais convidativa do que aquela de uma cor só, com cheiro forte de temperos, fritura ou qualquer outro.
- Procure manter um ambiente descontraído, alegre, sem cobranças ou conversas sérias e desagradáveis. Assuntos banais, de interesse geral, devem ser os mais incentivados nessas ocasiões. Falar sobre problemas, trabalho, falta de dinheiro, provas, boletins, bagunça e injustiças ou lavar a roupa suja são atitudes que não combinam com o momento.
- Organize sua agenda para fazer pelo menos algumas refeições por semana com a família toda reunida. Isso é bom para a criança, pois dá a ela a sensação de fazer parte de um grupo, um grupo querido e respeitado, o que lhe traz aceitação e segurança – sentimentos também relacionados com o ato de se alimentar.

DETERMINE HORÁRIOS

Os horários das refeições e dos lanches devem ser combinados entre todos, de acordo com os hábitos da família. O ideal é fazer cinco ou seis refeições ao dia, incluindo os lanches, com intervalos de cerca de três a quatro horas entre elas. O fracionamento das refeições traz vários benefícios à saúde. Vamos aos exemplos:

- Comer um pouco de cada vez várias vezes ao dia evita exageros na próxima refeição. Quando temos fome, em geral buscamos alimentos mais calóricos, pois nosso corpo pede energia instantânea e comemos o que não devemos e em maior quantidade do que necessitamos.
- Os intervalos entre refeições e lanches são ideais para manter constante o nível de glicemia, bem como para ajustar a produ-

ção de neurotransmissores como serotonina, insulina e lipoproteínas – que aumentam a disposição, a capacidade cognitiva e o controle de saciedade, além de prevenir doenças.

Fracionando refeições, você ajuda seu filho a ficar bem nutrido o dia todo; evita que ele chegue com muita fome à próxima refeição e exagere, principalmente naqueles alimentos mais calóricos; dá tempo e oportunidade ao organismo dele de metabolizar o que comeu; contribui na digestão do pequeno e ajuda-o a evitar a obesidade.

É importante lembrar que todos deverão obedecer a esses horários, sejam membros da família ou empregados.

Agora você deve estar pensando: como é que vou fazer isso? Trabalho fora o dia todo, chego em casa exausta, só tenho tempo para pedir uma pizza ou fazer um macarrão instantâneo e dormir. E mais, eu nem vejo a empregada! Quando chego, as crianças já estão dormindo, ou quase, e, além disso, elas lancham na escola...

Calma! Se você não costuma ter horários fixos para as refeições em virtude do trabalho ou de outros compromissos, pense em seu filho: pelo menos ele precisará ser alimentado nos horários certos. Empenhe-se em determiná-los para ele ou para quem toma conta dele quando você não está presente, e certifique-se de que serão seguidos. Deixe bilhetes na geladeira com as novas instruções ou use o telefone fixo ou celular, mensagens de texto, e-mail... Os recursos estão à sua disposição, basta escolher um deles e usá-lo. Quando estiver em casa, também procure seguir os horários combinados – caso contrário, ninguém a levará a sério e tudo vai continuar na mesma.

Suponhamos que seu filho não quer comer em determinado horário. Nesse caso, você deverá oferecer a ele o mesmo prato depois de uns 30 minutos; se ele ainda não quiser, lembre-o de que a próxima refeição acontecerá somente três horas mais tarde e **não haverá substitutos ou beliscadas** entre as refeições. **Cumpra essa promessa, haja o que houver.**

Nunca, jamais substitua o que não foi comido na hora certa por sucos, leite, iogurte, frutas ou qualquer outro tipo de alimento ou bebida – muito menos por guloseimas – com a desculpa de ter pena de deixar seu filho sem comer nada. Ele precisará aprender que no horário das refeições deverá comer o que está no prato e não haverá substitutos para o que não comeu. Além disso, não deixe qualquer tipo de alimento ou bebida ao alcance dele até a próxima refeição, a fim de que esteja com fome quando chegar a hora certa. Ele comerá bem melhor na próxima refeição.

Não se preocupe: seu filho não morrerá de fome em três horas. Dá dó, eu sei, sou mãe também, mas pense que é para o bem dele. Nenhuma criança em estado normal de saúde física e mental morrerá devido à inanição espontânea, por mais geniosa que seja. Aguente firme!

DÊ O EXEMPLO

Se você não quer, não pode, não considera importante ou não crê ser possível conseguir mudar seus hábitos alimentares para ajudar seu filho a formar os dele da maneira correta, dou-lhe um conselho – ainda que a contragosto, o único que pode funcionar nessas situações: finja!

ALIMENTAÇÃO E NUTRIÇÃO NÃO SÃO SINÔNIMOS
Alimentação consiste em ingerir alimentos de forma voluntária e consciente. Cada um de nós escolhe a forma, a frequência, a quantidade e a qualidade de preparo dos alimentos que comemos. Essa escolha depende dos nossos hábitos, de fatores econômicos, culturais, religiosos, ideológicos etc. **Em outras palavras, alimentar-se é comer, encher a barriga, matar a fome – e isso se faz com qualquer tipo de alimento, saudável ou não, nutritivo ou não.**

Nutrição, por outro lado, é um processo involuntário e inconsciente, que consiste no conjunto de processos fisiológicos que ocorrem no corpo desde o recebimento dos alimentos ingeridos até a utilização de substâncias, elementos e/ou compostos químicos neles contidos – chamados nutrientes –, que são transportados para cada uma das células do nosso corpo.

O estado de saúde de uma pessoa depende da qualidade da nutrição das células constituintes de todos os tecidos do corpo. A boa nutrição é indispensável para o perfeito funcionamento e a boa manutenção de todas as estruturas do corpo, além de garantir as atividades metabólicas.

Dessa forma, como é impossível para nós, seres humanos, atuar nos processos de nutrição, a manutenção ou melhoria do estado de saúde só poderá acontecer se houver uma alimentação adequada em qualidade e quantidade.

Finja que mudou seus hábitos, coloque comidas saudáveis no seu prato e faça de conta que está comendo, elogie a comida, fale bem dela. Tome cuidado com seus comentários e gestos, suas "caras e bocas" em relação aos alimentos. Não permita que seu filho perceba que nessa casa de ferreiro o espeto é de pau, disfarce o melhor que puder. Seu filho merece!

Toda criança imita aqueles que ama e em quem confia, portanto seu filho imita você. O que você come e bebe é o que ele aceitará para si. O "coma o que eu digo, mas não coma o que eu como" não funciona com crianças. Seu filho se espelhará em você.

DELEGUE

Delegue a terceiros tudo aquilo que não conseguir ou não tiver tempo de fazer. Não tema. Peça ajuda, treine alguém de sua confiança – marido, comadre, vizinha ou funcionária – para ajudá-la.

Se não for você a transmitir a uma pessoa determinadas funções relacionadas à alimentação da sua família, existem inúmeros cursos, palestras e aulas interativas com pessoal habilitado. Vale a pena investir nesses treinamentos. Procure participar deles ou aprender sobre o assunto de outras formas: em livros, na internet etc.

7 A ALIMENTAÇÃO IDEAL

A maneira **ideal** de alimentar bem sua família é:

- fazer dos alimentos e não dos produtos alimentícios (industrializados e ultraprocessados) a base da alimentação familiar;
- importar-se mais com a qualidade daquilo que consome;
- planejar com antecedência o cardápio semanal das refeições e dos lanches;
- fazer as compras adequadas ao cardápio planejado;
- planejar melhor o uso do tempo para dar à alimentação a dedicação que ela merece;
- preferir alimentos orgânicos;
- evitar ao máximo consumir produtos transgênicos;
- preparar as refeições em casa e evitar pratos e produtos prontos para o consumo;
- cuidar da higiene e da desinfecção dos alimentos, dos utensílios e do ambiente onde serão preparadas e oferecidas as refeições;

Alimentação saudável na infância

- cozinhar adequadamente os alimentos, com capricho e conhecimento;
- preparar lanches e refeições saudáveis, nutritivos e equilibrados nutricionalmente, com alimentos o mais variados e coloridos possível;
- variar os alimentos e as preparações o máximo que puder;
- criar pratos o mais coloridos possível;
- incluir frutas, verduras e legumes em todas as refeições, todos os dias;
- usar com parcimônia sal, gorduras e açúcar no preparo dos alimentos;
- evitar guloseimas que contenham os ingredientes citados no tópico anterior – as guloseimas presentes na casa podem ser frutas frescas, legumes, castanhas, nozes e sementes;
- evitar restaurantes *fast-food*, preferindo os *à la carte* ou a quilo;
- evitar qualquer tipo de excesso, pois todo excesso faz mal à saúde;
- fazer o máximo de refeições com a família reunida;
- ser crítica quanto às informações sobre alimentos veiculadas nos meios de comunicação.

Quanto mais as refeições forem feitas em casa, melhor. Assim, é possível controlar a qualidade dos alimentos, sua desinfecção e a forma como são preparados (menos sal, gorduras, açúcar). Além disso, quando todos participam o processo é muito mais prazeroso.

Você deve estar imaginando ser difícil chegar a essa forma ideal de se alimentar bem, e realmente é, mas não impossível. Muitas famílias já conseguiram e têm se mantido assim há anos, e cada vez mais crescem os adeptos da alimentação saudável.

É possível preparar refeições caseiras nutritivas e equilibradas com rapidez e facilidade. É possível fazer melhores escolhas entre os produtos industrializados; é possível encontrar orgânicos, saladas e legumes pré-preparados, já limpos, descascados e picados. Enfim, você pode alimentar sua família e a si mesma da forma ideal – ou bem próximo disso.

8 ORGANIZANDO AS COMPRAS SEMANAIS

Planeje as compras de supermercado e/ou feira com antecedência. Faça listas daquilo que realmente será necessário comprar para evitar aquisições desnecessárias.

Para fazer uma lista de compras eficaz, é preciso definir de antemão o cardápio semanal de todas as refeições. Para o café da manhã, almoço e jantar, escolha ao menos um alimento representante de cada um dos grupos alimentares listados na página seguinte, ou equivalentes, sempre dando preferência aos integrais.

Perceba que alguns alimentos estão presentes em mais de uma lista; portanto, se for incluí-los nas refeições, não se esqueça de que eles equivalem a duas categorias. Por exemplo, em um café da manhã composto por um tipo de pão, uma porção de creme de avelã caseiro e uma fruta, lembre-se de que o pão é rico em carboidratos; a fruta, em vitaminas, sais minerais e fibras; e o creme de avelã, em proteína, mas também em gordura, não havendo, assim, necessidade de incluir mais gordura nessa refeição.

Carboidratos	açúcar cristal • açúcar de coco • açúcar demerara • açúcar mascavo • açúcar refinado • amido de milho • arroz branco • arroz integral • arroz parboilizado • aveia • batata • batata-doce • bolachas e biscoitos integrais • bolachas e biscoitos sem recheio • cará • centeio • cereais matinais integrais • cevada • chocolate amargo e meio amargo • compotas caseiras • doces de fruta caseiros • farinhas integrais em geral • farinhas refinadas • frutas secas • frutose • geleias caseiras • granola • inhame • leite fermentado • mandioca • mandioquinha • massas feitas com farinha branca • massas integrais em geral • mel • mel de agave • melado • milho • *müsli* • pães de todos os tipos • pipoca • polvilho doce ou azedo • qualquer alimento feito à base de cereais ou farinha (bolo, cuscuz, massas e pães, panquecas, *wafers*, pão de queijo) • quinoa • salgadinhos de festa assados • sorvetes de fruta industrializados, não cremosos • sorvetes de fruta caseiros, não cremosos • tapioca
Proteínas	abacate • amêndoas • amendoim • cacau em pó • carne magra de qualquer tipo de animal • castanhas • chia • chocolate amargo e meio amargo • coco • creme de amendoim caseiro • creme de avelã caseiro • creme de queijo • ervilha • feijão • grão-de-bico • iogurte de soja • iogurtes • leite • leite (extrato) de soja • lentilha • linhaça • massa de cacau • missô • nozes • ovos • queijos • queijo *petit suisse* caseiro • queijos vegetais (feitos com leite de amêndoas, macadâmia etc.) • quinoa • requeijão cremoso • ricota • sementes • sobremesas lácteas (feitas com leite) caseiras • soja • tofu
Gorduras	abacate • amêndoas • azeite extravirgem • castanhas • chocolate amargo ou meio amargo • coco • creme de amendoim caseiro • creme de avelã caseiro

Alimentação saudável na infância

	• creme vegetal enriquecido (margarina) • manteiga de leite • massa de cacau • nozes • óleo de coco • óleos vegetais • qualquer alimento de origem animal • sementes
Vitaminas, sais minerais e fibras	todas as hortaliças • todas as frutas frescas e secas • sucos naturais de fruta (não apresentam muitas fibras) • castanhas • nozes • amêndoas • sementes

No almoço ou no jantar é recomendável acrescentar uma porção de leguminosas (feijão, lentilha, grão-de-bico, ervilha), que são proteínas vegetais.

Você deve ter notado que as listas sugeridas não excluem alimentos beneficiados, clarificados, refinados etc.– como farinhas brancas, arroz branco, açúcar refinado –, nem excluem alimentos ricos em glúten, lactose e proteínas lácteas, como as dietas da moda têm preconizado.

Na verdade, muitos desses alimentos não são necessários à nossa alimentação, mas como são habituais e sua exclusão total poderia causar confusão e sofrimento, recomendo o rodízio entre eles, pois o que os torna prejudiciais à saúde é a quantidade e frequência com que são consumidos. Portanto, coma arroz branco, mas alterne-o com o integral se o consumo deste não é o hábito da sua família; consuma açúcar refinado se tiver o hábito, porém alterne-o com mascavo, demerara, de coco etc.; se está acostumada com preparações à base de farinhas brancas, alterne-as com os integrais. Enfim, a regra para continuar a consumir alimentos não muito saudáveis é alterná-los com os mais saudáveis até que se habitue a substituir os primeiros pelos segundos.

Quanto aos alimentos ricos em glúten, atualmente demonizados por muitos, acredito que caem na mesma regra anterior.

Não há necessidade de excluí-los completamente, mas é preciso ficar atento à quantidade e à frequência com que são consumidos.

Outra polêmica está relacionada ao leite e a seus derivados. Inúmeros profissionais os defendem com unhas e dentes e outros preconizam sua exclusão total. Polêmicas à parte, se sua alimentação é bastante variada e equilibrada, o leite animal (exceto o materno, que não tem substituto) e seus derivados podem ser substituídos pelos leites vegetais e por preparações feitas com eles – ou alternados – para evitar o consumo em excesso, que pode não ser saudável para muitos. Converse com o nutricionista que a assiste.

Em razão de a soja comercializada no Brasil ser transgênica (entre outros potenciais malefícios desse grão), seu consumo regular e o de seus derivados também é polêmico, então varie.

A conclusão a que se deve chegar até agora é: para ser saudável, a alimentação deve ser variada, colorida, rica em vegetais e o mais natural possível. Não há necessidade de excluir radicalmente aquilo de que gosta ou tem o hábito de comer ou beber se a exclusão causará angústia ou sofrimento. Basta abrir o leque de opções, ou seja, acrescentar mais alimentos saudáveis àquilo que consome e fazer um rodízio com eles.

Porém, fique atenta a determinados alimentos que parecem saudáveis, mas não são e **precisam ser considerados guloseimas** – portanto, seu consumo deve ser necessariamente alternado com opções saudáveis até que passe a ser esporádico (menos de uma vez por semana), se não excluído.

Muitos produtos alimentícios aqui listados costumam causar estranheza (principalmente os destacados em negrito) ao serem apontados como pouco saudáveis, mas, acredite, eles podem fazer mal à saúde:

Alimentação saudável na infância

GULOSEIMAS

achocolatados prontos para beber ou em pó • **água de coco industrializada** • água com sabor • algodão-doce • alimentos fritos de qualquer tipo • balas • barrinhas de cereais industrializadas • biscoitos com cobertura • biscoitos recheados • bolinho de chuva • bolos confeitados • bolos industrializados • bombons • brigadeiros • caramelos • carnes processadas de qualquer marca ou tipo (presunto, salame, mortadela, **peito de peru**, apresuntado, fiambre, **salsicha**, linguiça, lombinho canadense, kani kama, **blanquet**® etc.) • *catchup* • catupiry® ou similares • cereais matinais para o público infantil • chicletes • chocolate ao leite • chocolate branco • comidas prontas congeladas • confeitos • creme de amendoim industrializado • creme de avelã industrializado • creme de leite • **creme de soja** • *croissants* • *crostoli* • defumados • doces cremosos • doces de festa • doces de padaria • doces em geral • *fast-food* • flãs • folhados • gelatinas • gomas • hambúrgueres (qualquer marca e tipo de carne, inclusive soja) • **iogurtes voltados para o público infantil** • jujubas • **maionese** (todas) • *marshmallow* • massa folhada • massa podre • merengue • misturas para bolos ou outros doces • **molhos prontos para salada** • **molhos prontos para massas** • mostarda • mousses • nuggets **ou similares** • pães doces • pastel • pipoca doce • pirulito • **preparações prontas para consumo** (embaladas a vácuo ou desidratadas) • pudins • qualquer tipo de empanado • qualquer tipo de fritura • **qualquer tipo de biscoito voltado para o público infantil** • queijo *petit suisse* • **queijos cremosos** • queijos processados • refrigerantes de todos os tipos e sabores • **requeijão cremoso** • **requeijão de soja** • roscas • salgadinhos de festa fritos • salgadinhos de pacote, caixa ou lata • sonho • sopas industrializadas • sorvetes industrializados ou caseiros cremosos • **sucos de soja de qualquer marca** • sucos industrializados tipo néctar (todos), engarrafados ou em pó • temperos prontos de qualquer marca, sabor ou forma de apresentação (tablete, pó, líquido) • tortas doces • *wafers* industrializados

Até aqui, falamos sobre café da manhã, almoço e jantar. Agora, vamos aos lanches. Eles fornecem um complemento de nutrientes necessários durante o dia e devem ser preparados com tanta responsabilidade e cuidado quanto as refeições principais – com higiene e produtos de qualidade. Porém, ofereça-os em pequena quantidade, para "forrar" o estômago e não enchê-lo plenamente. Não abra mão de frutas frescas e legumes: eles caem bem a qualquer hora, alimentam e nutrem.

Pensar com antecedência no que mandará de lanche para a criança durante a semana na escola, brinquedoteca ou creche é fundamental. A correria e a indecisão vão fazer que se opte pelo "vou-colocar-qualquer-coisa-na-lancheira-para-o-meu-filho-não-passar-fome". O problema é que quase sempre esse "qualquer coisa" não é nada saudável.

A principal recomendação para os lanches é evitar produtos industrializados, como bolachas de todos os tipos, salgadinhos, iogurtes incrementados, requeijão, embutidos (presunto, peito de peru, salaminho, mortadela), queijos gordos, doces, balas, chocolates, bolos prontos, refrigerantes, sucos de caixinha (mesmo os de soja), sucos em pó ou engarrafados, achocolatados (todos), cereais matinais etc.

Prefira frutas inteiras, partidas ou picadas, água fresca, água de coco natural (não industrializada), salada de frutas com farofa de castanha de caju, pães (de preferência os ricos em fibras – com ou sem grãos ou sementes), bolos caseiros, ovos de codorna cozidos, castanhas, nozes, palitos de legumes, *cupcakes*, *cookies*, biscoitos e geleia caseiros, creme de avelã caseiro, patês de legumes, carnes frias (tipo carne louca, rosbife de lagarto), *carpaccio* de frutas ou legumes, tomate-cereja ou *sweet grape*, empadinhas e esfirras caseiras (tipo coquetel), tortas salgadas caseiras, sanduichinhos etc. Use a imaginação!

Para seu filho não se sentir muito diferente das outras crianças, mande na lancheira, uma vez por semana, um doce pequeno (junto com o lanche, não no lugar dele).

Nos lanches feitos em casa ou na escola, procure sempre aliar uma fonte de carboidrato ou uma fruta a uma fonte de proteína e, para beber, água pura, água de coco natural ou suco de fruta fresco. Mas, atenção: os sucos naturais muitas vezes atrapalham a ingestão de outros nutrientes necessários, pois, por serem fáceis de tomar e saborosos, costumam ser ingeridos em grande quantidade, preenchendo rapidamente o estômago, inibindo a fome e tomando o lugar de outros alimentos carreadores de nutrientes.

Veja a seguir algumas dicas de lanches nutritivos e saborosos. Lembre-se de oferecer variedade em pequena quantidade:

- frutas inteiras ou picadas + água
- palitos de legumes temperados + água
- *wrap* de fruta ao mel + água
- sanduíche de rosbife + uvas sem sementes + água
- bolo caseiro simples de cenoura + água
- espetinhos de ovos de codorna e tomate *sweet grape* (ou cereja) + água
- tapioca de morango com banana + água
- *cookie* de aveia caseiro + pera + água
- bolinhas de queijo de búfala + mamão picado + água
- torradinhas integrais + sachê de mel ou geleia caseira + gergelim torrado e moído + suco de abacaxi natural

- sanduíche de ovos mexidos com tomate e alface + água de coco
- maçã com casca picada ao limão com mamão papaia + água
- torradinhas integrais com geleia caseira + queijo de soja (tofu) + água
- arroz-doce caseiro (feito com leite de coco) + água
- canjica caseira com coco fresco e amendoim torrado + água
- sanduíche de creme de avelã caseiro + água
- sanduíche de manteiga de azeite com tomates + água de coco
- espetinho de frutas + castanhas ou amendoins torrados + água
- rabanadas assadas + água
- *minicupcake* caseiro de frutas ou legumes + suco de melancia natural
- panqueca rosa (feita com beterraba) com melado de cana + água
- sanduíche de ovo *poché* + água
- iogurte natural + fruta doce ou seca + chia + água
- leite de amêndoas + aveia em flocos + fruta
- panqueca de trigo integral com recheio de manga + água
- *wafer* caseiro de atum com linhaça + água de coco
- mingau de corte (leite, amido de milho e bananas passas para adoçar) + água
- bolo caseiro + leite vegetal (de aveia, amêndoa, quinoa)
- vitamina de fruta
- torrada de pão rico em fibras + creme de amendoim caseiro + água
- pipoca caseira + água de coco
- *wrap* de legumes com queijo + água
- minipizza de fruta + água
- minipão sírio + *homus* + fruta + água

- esfirra de carne caseira (tipo coquetel) + água
- esfirra de palmito e espinafre caseira (tipo coquetel) + água
- empada de frango caseira (tipo coquetel) + suco de uva (polpa)
- empada de cogumelos caseira (tipo coquetel) + água
- falso pão de queijo de sanduicheira + água de coco
- gelatina caseira de frutas
- sorvete de frutas caseiro
- *wafer* de maçã com canela + água
- torradas com ovos assados + água
- mingau de aveia com leite de quinoa e banana
- sanduíche de maçã verde
- sanduíche de *carpaccio* de beterraba com mostarda
- saladinhas divertidas
- *carpaccio* de abacaxi com hortelã e chocolate
- banana quente com chocolate meio amargo + água
- sagu de chia com fruta
- *muffin* salgado de abobrinha, azeitonas pretas e tomate seco + água
- tapioca de doce de leite com banana + água
- sanduíche de guacamole + água
- ovo caipira cozido + água de coco natural
- torrada com creme de amendoim caseiro, chia, maçã fatiada e canela + água
- panqueca americana sem glúten com manteiga de leite e farofa de linhaça e gergelim torrados + água
- barrinha de cereais caseira, amêndoas e frutas + água
- polenta de corte fria e em palito com tomate seco caseiro + água
- tiras de omelete aerado + água de coco

9 PARA NÃO ERRAR NAS COMPRAS

Se outra pessoa fica incumbida de fazer as compras, certifique--se de que ela siga à risca a sua lista, e evite ir ao supermercado com o estômago vazio, para não boicotar a lista, enchendo o carrinho com bobagens. É fato: quando fazemos compras com fome, adquirimos mais produtos calóricos e desnecessários – que, é claro, depois de pagos terão de ser consumidos para não desperdiçar o dinheiro gasto.

Aprenda a fazer uma análise detalhada do que vale ou não a pena levar para casa entre os industrializados. Instrua-se sobre o que deve procurar nas descrições de ingredientes e informações nutricionais obrigatórias estampadas nas embalagens. É importante saber ler os rótulos.

Se seu filho vai às compras também, ótimo! Faça-o participar ativamente delas, ensine-lhe os nomes dos alimentos, deixe que ele a ajude a escolher frutas, legumes e verduras. Depois, permita que ele escolha algo para o dia da guloseima (veja mais adiante). Não ceda aos choramingos, às chantagens e aos escândalos que ele possa fazer; se ele não prometer evitar cenas, da próxima vez cogite não levá-lo. Uma dica que costuma funcionar é explicar à criança que as guloseimas fazem mal à saúde e estão sempre nas prateleiras mais baixas para atraí-las. Em geral, os pequenos ficam indignados com essa "armadilha" e, ao perceberem que estão sendo manipulados, passam a pedir menos bobagens.

Já disse e repito: toda mudança, incluindo as compras de supermercado, não deve ser feita de uma só vez. Não exagere enchendo o carrinho com arroz integral, tofu, quinoa, linhaça, shimeji e gergelim se esse não é o hábito da sua família. Não assuste todo mundo em casa com tais radicalizações. Toda mudança deve ser paulatina, gradual.

Veja a seguir algumas dicas para não errar nas compras:

- prefira frutas e legumes de época, que contêm menos agrotóxicos, são mais nutritivos e saborosos e custam menos;
- escolha alimentos industrializados com teor reduzido de gordura, açúcar e sal, com zero de gordura trans e de preferência com maior quantidade de fibras;
- fique atento a produtos que se intitulam "naturais", pois em geral é só propaganda (pouquíssimos alimentos são de fato naturais, ou seja, sem conservantes ou outros aditivos);
- ao comprar produtos para o lanche, opte pelos integrais e sem conservantes ou realçadores de sabor;
- verifique sempre a validade dos produtos.[7]

---

7. Veja mais dicas em: <http://claudialobonutricionista.net>.

10 DEPOIS DAS COMPRAS

É possível encontrar uma maneira de encaixar em seu dia a dia maneiras práticas, fáceis e rápidas de preparar refeições saudáveis para você e sua família. Aqui elenco algumas dicas que podem ajudá-la, ou a quem você delegou essa função, a driblar o maior problema da atualidade: a falta de tempo.

O segredo é a praticidade, como eu disse antes. Os únicos inconvenientes talvez sejam certo investimento inicial e também certo rigor na organização.

APRENDENDO OU DELEGANDO

Faça um bom curso de culinária saudável com nutricionista ou gastrônomo especializado, ou pague o curso para alguém que cozinhe para você. A falta de habilidade em culinária, principalmente a saudável, faz que se perca muito tempo no preparo das refeições.

Delegue. O tempo necessário para o preparo de refeições caseiras não se restringe ao ato de cozinhar; inclui a escolha do cardápio semanal, a confecção de listas de compras, as compras propriamente ditas, o pré-preparo (lavar, desinfetar, guardar) dos legumes, verduras e frutas, a estocagem, a organização da despensa, o preparo das refeições, servi-las, lavar a louça etc. Procure delegar o máximo dessas funções a empregados e/ou outros membros da família. Crianças maiores também podem e devem participar de alguma dessas tarefas: fazer anotações enquanto você dita a lista de compras da semana, lavar o próprio prato e os talheres, lavar o copo sempre que usá-lo, guardar as compras na despensa, ajudar a lavar frutas e hortaliças, ajudar nas compras seguindo a lista, preparar a salada, preparar o molho para a salada etc.

EQUIPE-SE

Uma cozinha bem equipada é muito prática. Particularmente, considero alguns eletrodomésticos essenciais para contribuir com a praticidade de uma cozinha, sobretudo os que aparecem no Capítulo 6, item "Vá às compras".

DEDIQUE UM TEMPO EXCLUSIVO À TAREFA

Organize as compras para um dia na semana em que você (ou alguém de sua confiança) possa se dedicar ao preparo da comida da semana toda, ou seja, abasteça sua casa de frutas, legumes, pães integrais, alimentos sem glúten, ovos e outros perecíveis previstos no seu cardápio semanal. As verduras e as carnes devem ser compradas a cada três ou quatro dias. Quando chegar em casa com as compras, dedique-se ao – ou delegue a alguém – pré-preparo das frutas, dos legumes, das verduras e das carnes que comprou antes de guardá-los.

CARNES, FRANGO E PEIXE

Comece por limpar e temperar a carne, o frango ou o peixe que comprou para os próximos três dias (conforme o seu cardápio) e guarde-os na geladeira, já temperados e em recipientes de vidro com tampa.

Ao preparar o cardápio da semana, planeje dois ou três dias com carne vermelha ou vísceras (fígado), dois ou três com carnes brancas (frango ou peixe, ou mesmo um dia de vísceras de frango, como coração, moela, fígado) e um ou dois dias de proteína vegetal (arroz com feijão, cogumelos, outras combinações entre cereais e leguminosas, folhas verde-escuras etc.), não se esquecendo de que nesses dias deve-se incrementar o consumo de fontes de vitamina C para aumentar a absorção do ferro.

LEGUMES, VERDURAS E FRUTAS

Uma das grandes preocupações atuais quando se pensa em legumes, verduras, frutas, carnes diversas, ovos, leite e derivados diz respeito aos agrotóxicos utilizados em seu cultivo.

A preocupação é válida, uma vez que a exposição aos agrotóxicos acima dos limites considerados inócuos ao organismo humano pode acarretar de dores de cabeça, alergias e coceiras a distúrbios do sistema nervoso central e câncer. A forma mais segura de se prevenir contra essa exposição é consumir alimentos orgânicos certificados. Porém, quando o consumo exclusivo desse tipo de alimento não é possível, a solução é lançar mão de algumas técnicas que parecem reduzir a quantidade desses agrotóxicos dos alimentos, embora ainda não sejam reconhecidas pela Agência Nacional de Vigilância Sanitária (Anvisa). Mas não custa tentar. Veja algumas sugestões:

- Prefira ovos caipira aos de granja, leite desnatado e queijos frescos com baixo teor de gordura.
- Ao chegar em casa com as compras de carnes, frutas, legumes e verduras, remova os alimentos das embalagens originais, coloque-os em sacos plásticos limpos e secos e leve-os à parte menos fria da geladeira por duas horas. Após essas duas horas, comece a higienização. Remova a gordura visível das carnes, a pele do frango e as folhas externas das verduras (com as carnes e o frango, proceda como no item anterior.)
- Lave com água corrente fria cada folha das verduras, fazendo nelas fricção com as mãos ou com esponja/escova macia, especialmente utilizadas para a higienização de alimentos. Proceda da mesma forma com frutas e legumes.
- Depois de lavados, verduras, frutas e legumes deverão ser imersos por 30 minutos em uma solução potencialmente removedora de agrotóxicos, que pode ser: 1 colher (sopa) de bicarbonato de sódio dissolvida em 1 litro de água ou; 1 colher (sopa) de bicarbonato de sódio e 100 ml de vinagre branco ou de maçã dissolvidos em 900 ml de água ou; 5 ml de tintura de iodo dissolvidos em 1 litro de água (deixar de molho por 1 hora).
- Após o tempo de molho, enxague os alimentos em água corrente e, para remover a carga microbiológica presente em sua superfície (mesmo os alimentos orgânicos devem ser submetidos a essa etapa), mergulhe-os em solução clorada (uma colher de sopa de hipoclorito de sódio ou cloro a 2% próprios para desinfecção de alimentos – você saberá disso se ler o rótulo do produto – para cada litro de água) e deixe-os

de molho por 20 minutos. Depois, enxágue-os com água filtrada, seque as frutas e os legumes que serão consumidos crus com papel absorvente e guarde-os na geladeira inteiros em recipientes tampados.

- Quanto às verduras, após o enxágue, deixe-as alguns minutos sobre o escorredor de macarrão e, se achar necessário, coloque-as no secador de verduras. Em seguida, acomode-as em recipientes tampados e conserve-as na geladeira.

Para servir as frutas às crianças, retire da geladeira as porções de que necessita uns 30 minutos antes de servi-las para não ficarem muito geladas, pois muitas crianças estranham e recusam as frutas se estiverem nessas condições.

COZINHAR NO VAPOR, EM ÁGUA FERVENTE, BRANQUEAR...
Os legumes que você pretende submeter ao calor devem ser preferencialmente cozidos no vapor por poucos minutos, inteiros e com casca, e retirados ainda um pouco duros, sem completar totalmente seu cozimento. Depois devem ser resfriados ao natural antes de irem para a geladeira em recipientes tampados. Assim, os legumes podem ser preparados de maneira bem mais rápida e prática quando você precisar deles, submetendo-os ao cozimento final. Para prepará-los, pique-os de diversas formas, levando em conta aquilo de que vai precisar durante a semana: rodelas, cubos, palitos, ralados, pedaços maiores etc. Um processador é a chave para economizar tempo.

Outra maneira muito prática de economizar tempo no preparo das refeições é comprar legumes em maior quantidade do que o necessário para uma semana e congelá-los. Dá um pouco mais de trabalho, mas você terá um estoque maior. Proceda conforme o sugerido anteriormente para os legumes que você pretende submeter ao calor, mas, ao retirá-los do vapor após o pré-cozimento, mergulhe-os rapidamente em água filtrada bem gelada para fazer o choque térmico. Essa técnica chama-se branqueamento e serve para inativar certas enzimas, fixar a cor do vegetal, remover oxigênio e diminuir a carga bacteriana inicial da superfície do alimento. Não se trata de cozimento, mas da preparação para o congelamento desses vegetais.

A água fervente também pode ser utilizada. Coloque o alimento nela e retire-o assim que ela levantar fervura novamente; em seguida, mergulhe-o em água gelada. Lembre-se de trocar a água a cada porção de vegetais que você branquear.

Depois de branqueados, separe porções dos legumes em saquinhos para congelados ou potes de vidro com tampa próprios para congelamento (ou de plástico sem bisfenol-A, substância cancerígena), coloque etiquetas com os nomes dos alimentos e a data de preparo e leve-os ao freezer.

Se preferir, separe algumas porções desses legumes já branqueados para ser trituradas. Depois de trituradas, elas deverão ser porcionadas e etiquetadas e ir ao freezer, podendo ser utilizadas para enriquecer arroz, molho para macarrão, tortas salgadas, bolos, farofas etc.

PURÊS E POLPAS

Você pode também deixar o cozimento se completar em parte desses legumes e transformá-los em purês. Cozinhe-os, espere que esfriem, bata-os em liquidificador com um pouco de água, se necessário, e congele-os em porções. Com os purês você pode enriquecer sopas, purês de outros vegetais, bolos, risotos, pizzas, tortas etc.

Também é possível congelar polpa de frutas, feijão cozido, arroz cozido ou só refogado, molhos para macarrão, pães, bolos, pão de queijo, sopas, tortas salgadas, lasanha pronta, peito de frango cozido desfiado, queijo ralado e queijo muçarela *light* em pedaços. Fracione tudo em porções. Sugiro um bom curso de congelamento de alimentos, pois o preparo correto conserva todo o sabor da comida feita na hora, ao contrário do que muitos pensam.

Dessa forma, você terá na geladeira legumes, verduras e frutas prontos para ser consumidos e carnes prontas para ser preparadas. Seu freezer ficará abastecido com legumes, polpa de fruta e outros alimentos pré-preparados e/ou prontos para ser utilizados de forma rápida, prática e nutritiva. Calculo que você economize por volta de 30 a 50 minutos diariamente no preparo de cada grande refeição (almoço e jantar).

POUPANDO TEMPO E AGINDO DIANTE DE IMPREVISTOS
Existem ainda outras maneiras de poupar tempo na hora de preparar as refeições, adquirindo em supermercado legumes e verduras congelados, ou mesmo os minimamente processados, ou seja, aqueles que você já compra limpos, descascados, picados, embalados e prontos para cozinhar. Há inclusive saladas prontas para o consumo.

Além disso, para as emergências e os imprevistos, disponha dos serviços de *delivery* de refeições. Eles podem ser uma boa opção, mas para isso você precisa conhecer seu fornecedor e confiar nele. Opte por um cardápio mais harmônico, pois é comum as preparações trazerem grande quantidade de arroz, frituras, massas e, às vezes, carne gorda e molhos gordurosos. Porém, esses serviços normalmente oferecem alternativas aos mais exigentes, como um tipo de legume refogado em substituição às massas e frituras e preparações mais magras de carne ou frango. É importante servir-se das refeições prontas em um prato e não diretamente da embalagem, para evitar os exageros.

Outra opção emergencial é ter em casa massa de pizza congelada. Você encontra opções integrais e muito gostosas no supermercado, daí é só aquecer o forno, rechear a pizza com os alimentos que há no freezer e/ou geladeira (molho, tomate, tofu, rúcula, escarola, brócolis, ervilhas, palmito, cogumelos) e preparar uma deliciosa e nutritiva refeição.

Tenha também alguns salgados assados tipo coquetel congelados (encomende com um fornecedor de confiança), como esfirras de carne, frango, palmito com espinafre, empadas de frango e palmito, enrolados de tomate com azeitonas e orégano, minipizzas, tortas de frango, legumes, carne etc.

Aproveite para congelar a polpa de frutas para preparar rapidamente sucos, vitaminas e iogurtes.

Uma ótima dica é ter no freezer um caldo de legumes caseiro, feito com 2 cenouras, 2 talos de salsão (com folhas), 2 cebolas, 2 folhas de louro, grãos de pimenta, 2 litros de água e uma pitada de sal. Corte tudo em pedaços grandes e cozinhe por cerca de 30 minutos. Depois, é só coar, descartar os legumes e congelar o caldo. Extremamente saudável e natural, ele pode ser utilizado em molhos, risotos, sopas, purês... Dê adeus aos terríveis caldos em tablete!

SOBRAS NUTRITIVAS

Com a sobra de arroz, você pode fazer um delicioso arroz de forno, misturando-o com molho de tomate, legumes (congelados) e ovos – uma refeição completa em um só prato que fica pronta em dez minutos.

Com a sobra de feijão, que tal preparar uma bela sopa enriquecida com aquele purê misto de legumes que você congelou? Sobras de carnes rendem preparações como risotos, molho para macarrão, panquecas e tortas salgadas; podem ser utilizadas em pizzas, para enriquecer o feijão, sopas etc.

Legumes cozidos podem enriquecer arroz de forno, macarrão, recheio de panquecas, tortas, omeletes, rechear brusquetas, incrementar sopas, pizzas etc.

SANTA PASTA

Macarrão é sempre uma ótima opção. Fácil, prático e delicioso, é encontrado em versões integrais excelentes (leia o rótulo e procure o mais rico em fibras). Existem também opções isentas de glúten, como os de arroz, de milho não transgênico e de batata. Prepare rapidinho um belo molho de tomates e incremente-o com aquele nutritivo purê de abóbora e o mix de legumes branqueados que você congelou. Abra uma lata de sardinhas ou refogue a carne moída já temperada que está na geladeira e pronto, você terá uma refeição rápida, nutritiva e muito saborosa em 17 minutos.

O macarrão tipo cabelo-de-anjo cozinha em 1 minuto; depois, é só acrescentar molho, legumes e um tipo de carne congelados e pronto! Se preferir, regue com azeite de oliva extravirgem ou adicione ervas frescas e uma lata de atum. Observação: fuja dos macarrões instantâneos de qualquer marca.

Concluindo, fazendo (ou delegando) compras criteriosas, seguindo um cardápio definido e aproveitando melhor os alimentos, você evita desperdícios e compra produtos em menor quantidade, com mais qualidade e variedade e grande economia de tempo. Aproveitando bem o que compra, você estará cuidando da saúde da sua família e do seu bolso.

11 AUXILIARES IMPORTANTES

A MASTIGAÇÃO

Para uma boa nutrição, é fundamental que a mastigação seja bem-feita. O ato de mastigar os alimentos serve para fragmentá-los, amassá-los e misturá-los, preparando-os para ser engolidos e digeridos. Você já deve ter ouvido que a digestão começa na boca, o que é verdade. A mastigação correta induz a produção de saliva, que, além de umedecer e lubrificar a massa alimentar, facilitando a deglutição, tem enzimas auxiliares da digestão.

Além de dar início ao processo de digestão dos alimentos, a boa mastigação também permite que o alimento fique mais tempo em contato com as papilas gustativas da língua, o que nos permite sentir melhor todo tipo de sabor. Em geral, as pessoas que passam a mastigar melhor os alimentos começam a gostar de alguns que antes repudiavam. Da mesma forma, podem vir a não achar tão saboroso certas comidas que pensavam adorar.

Outro benefício da boa mastigação é que ela facilita a digestão, diminuindo boa parte de problemas digestivos, como azia, refluxo e indisposições gástricas em geral. Lembre-se de que o estômago não tem dentes. Tudo que não for devidamente mastigado ficará lá mais tempo do que deveria. Como os ácidos não conseguirão decompor pedaços grandes, o estômago produzirá mais ácido e o esvaziamento gástrico vai ficar mais difícil. Enfim, tanto o estômago quanto o intestino e as glândulas que participam da digestão dos alimentos serão sobrecarregados. Todos esses órgãos terão de trabalhar dobrado. Imagine essa aventura acontecendo a cada refeição, diariamente, por vários anos. Um dia, o organismo como um todo vai sofrer as consequências.

Alimento mal mastigado também será mal absorvido, o que prejudicará a absorção de nutrientes importantes. Além disso, a mastigação bem-feita permite que o cérebro receba estímulo eficaz e envie sua mensagem de saciedade, evitando exageros alimentares. É isso mesmo, mastigar bem evita que se engorde.

Existem muitos outros motivos para caprichar na mastigação dos alimentos, mas que não dizem respeito diretamente à nutrição e sim à fonoaudiologia e à odontologia.

Incentive seu filho a mastigar mais e melhor os alimentos; cada refeição deve demorar ao menos 20 minutos, sem distrações.

Algumas técnicas ajudam-nos a mastigar mais e melhor, como manter a boca o mais distante possível do prato; há pessoas que se debruçam sobre ele e quase encostam o rosto na comida para facilitar o processo de levar o alimento à boca. Infelizmente, a maioria das pessoas que fazem isso é composta de adultos – o que, além de ser horrível de se ver, obriga a pessoa a comer rápido demais e em grande quantidade e prejudica a boa postura.

Outra técnica é descansar os talheres no prato enquanto mastiga, bem como só tomar líquidos depois de ter terminado de engolir aquilo que estava mastigando; há indivíduos que usam o líquido para ajudar a empurrar o alimento para dentro da barriga.

Assistir à TV, ler ou conversar muito enquanto se alimenta sempre faz a pessoa comer demais e muito mais rápido do que deveria. Procure se alimentar sempre em local apropriado, de preferência à mesa. Outra alternativa é tentar adivinhar os diversos condimentos e sabores presentes em cada alimento – esse exercício ajuda você a prestar mais atenção no que está comendo e a matar o tempo enquanto mastiga.

Com crianças, funciona muito bem o jogo de "quem mastiga o maior número de vezes cada bocado de alimento".

A POSTURA

A má postura prejudica a digestão eficiente por comprimir o tubo digestivo, fazendo-o se desviar de sua rota normal, além de comprimir também o estômago e outros órgãos internos relacionados à digestão, dificultando-a. E uma digestão prejudicada compromete, é claro, a nutrição.

Além de auxiliar na digestão, a boa postura também ajuda a esconder a barriga, evita dores de cabeça, melhora problemas circulatórios, dá mais flexibilidade ao corpo, diminui o nervosismo, evita dores nas costas e torna as pessoas mais elegantes.

Deve-se tomar muito cuidado com a postura das crianças, principalmente as que estão na fase escolar; elas tendem a aprender a se sentar largadas na cadeira e acostumam-se a curvar a cabeça até o peito para desenhar, escrever ou comer. Desse modo, habituam-se a uma postura completamente errada que, se não corrigida a tempo, pode causar sérios problemas à sua saúde, além de comprometer sua nutrição.

CRIANÇA ATIVA É CRIANÇA SAUDÁVEL!

A atividade física compreende qualquer movimento voluntário realizado com gasto de energia e implica incluir nas atividades diárias movimentos espontâneos como dançar, correr, andar, subir, descer, rolar, nadar, pedalar, patinar, andar de skate, pular, brincar, caminhar até a escola etc. Assim, atividade física é movimentar-se por pelo menos 30 minutos diariamente.

Hoje, as crianças já não brincam na rua e passam a maior parte do dia em ambientes fechados e restritos – por vezes, nem aprendem a brincar. Isso tem até nome – curto calor de ludicidade – e geralmente ocorre nos centros urbanos, devido ao medo da violência, à falta de disponibilidade dos pais etc. Nessa perspectiva, mais uma vez, cabe a você ajudar seu filho a descobrir como brincar movimentando o corpo para exercitá-lo.

Incentive e crie oportunidades para que isso aconteça, seja em casa, no clube ou na escolinha de esportes. Incentive-o a correr, pular corda, participar de brincadeiras que movimentem o corpo e o façam suar e se divertir. O prazer na atividade física é fundamental.

A atividade física regular traz inúmeros benefícios para a saúde, em qualquer idade. Faz bem para a coordenação motora e o desenvolvimento intelectual, motiva a autoestima e o poder de realização, ajuda a gastar a energia acumulada, tonifica os músculos, melhora o sono, diminui o estresse, aumenta a criatividade, evita o sedentarismo e todos os males que dele advêm, previne a obesidade, aumenta o bem-estar físico e mental etc.

LÁ VEM SOL

O sol também influi na nutrição. Você mesma já deve ter dado inúmeros banhos de sol no seu filho quando ele era bebê, não é verdade? Porém, esse hábito continua valendo para qualquer idade. A exposição solar, preferencialmente até as 10h ou após as 16h, provoca a conversão de um precursor de colesterol em vitamina D. Considerada um nutriente essencial, ela até pode ser obtida por meio da alimentação, mas está presente em pouquíssimas fontes alimentares naturais.

No Brasil, algumas indústrias alimentícias adicionam vitamina D em alimentos, como fórmulas lácteas, iogurtes e cremes vegetais. Porém, a principal fonte natural de vitamina D para nós, humanos, é aquela formada em nossa pele através dos raios solares. Cerca de 90% das necessidades dessa vitamina podem ser atingidas por essa fonte.

E por que a vitamina D é importante? Ela ajuda na absorção de minerais importantes para a formação óssea, como o cálcio e o fósforo; sua carência relaciona-se, principalmente, com o desenvolvimento de doenças ósseas, como osteoporose, osteomalácia, osteopenia e raquitismo em crianças. Em idosos, pode levar também a alterações musculares e ao aumento de quedas e fraturas. A carência de vitamina D também está relacionada com um maior risco de esclerose múltipla, câncer e doenças cardiovasculares e imunológicas.

Cerca de um bilhão de pessoas em todo o mundo apresenta deficiência ou insuficiência de vitamina D.

Nesses tempos modernos, nossas atividades, assim como as de nossos filhos, acontecem cada vez mais em ambientes fechados. Então, procure expor a si e a seu filho ao sol por cerca de 20 minutos todos os dias, de manhã ou à tarde, de preferência com pouca roupa e sem filtro solar (nos horários em que os raios solares não são nocivos). Ah, não vale tomar sol da vidraça.

PREFIRA O VAPOR

O ato de cozinhar certos alimentos em calor úmido (água) pode fazê-los perder parcial ou totalmente as vitaminas, sobretudo o ácido fólico, as vitaminas B1, B2 e C e niacina. Por isso, recomendo que cozinhe as hortaliças no vapor ou com uma quantidade mínima de água.

A IMPORTÂNCIA DO CALOR

Alguns alimentos precisam ser submetidos ao calor por terem naturalmente em sua composição substâncias chamadas antinutricionais – interferem na biodisponibilidade de nutrientes e são potencialmente tóxicas. (Biodisponibilidade é a capacidade de o nutriente estar disponível no organismo humano ou ser bem absorvido por ele. Quanto maior a biodisponibilidade do nutriente, mais bem absorvido ele será pelo organismo.)

Como exemplo de alimentos que devem ser submetidos ao calor, podemos citar: feijão, soja, amendoim, trigo, centeio, cevada, batata-inglesa, espinafre, couve, repolho, couve-flor, couve-de-bruxelas, mostarda, rabanete, nabo, brócolis, clara de ovo, semente de linhaça etc. Ao cozinhá-los, você inibe a maioria das substâncias antinutricionais.

QUE COMBINAÇÕES EVITAR?

Certas combinações entre alimentos devem ser evitadas, pois alguns nutrientes presentes neles podem atrapalhar a absorção de outros:

- Bebidas como café e chá-preto interferem na absorção do ferro que provém dos vegetais. Assim, cuidado com aquele velho hábito de beber um cafezinho logo após as refeições.

- Misturar alimentos ricos em cálcio (leite, queijo) com café não é uma boa prática, pois o café interfere na absorção do cálcio.
- Misturar alimentos ricos em cálcio com carnes de qualquer espécie animal interfere na absorção do ferro presente nessa carne. Então, não coloque queijo nos sanduíches de carne nem queijo ralado sobre o macarrão à bolonhesa (sei que vai ser dureza...). Evite também misturar carnes com molho branco, creme de leite etc. Além disso, não ofereça às crianças queijo *petit suisse* ou iogurtes depois das refeições.
- Misturar carne e ovo também não é indicado, pois a gema do ovo pode diminuir a absorção do ferro; então, nada de bife a cavalo.
- Misturar espinafre com leite (molho branco) interfere na absorção do cálcio.

Além disso, existem alimentos que mesmo sozinhos podem interferir na absorção de vitaminas e minerais, como café, chá-mate, chá-preto, refrigerante, chocolate, espinafre, cacau, beterraba crua, gorduras saturadas, açúcar refinado, álcool, farelos e grãos de cereais integrais em excesso etc.

12 COMO FAZER MEU FILHO COMER MAIS LEGUMES E VERDURAS?

Essa é a questão que mais incomoda a maioria das mães, e a resposta a ela pode variar, pois depende de cada criança. Porém, as dicas a seguir, quando bem empregadas, costumam surtir efeitos maravilhosos em 100% dos casos (lembre-se de que você pode levar até um ano para usar todas elas, visto que a reeducação alimentar é um processo; cultive a paciência e perseverança):

- Legumes, verduras e frutas devem estar presentes nas refeições **todos os dias**, não importa em que tipo de preparação, se frescos, cozidos, inteiros, picados, fatiados, triturados ou em purês, mesmo que a criança ainda os recuse vez após vez. Quanto mais coloridos e variados, melhor. A criança precisa se acostumar a vê-los com frequência e regularidade à mesa de refeições.
- É importante não pressionar seu filho a comer. Tenha atitudes positivas quanto a essa questão. Sempre coloque verduras e legumes no prato dele. Caso ele se recuse a comer algo, diga que tudo bem, peça para ele deixar no cantinho do prato

e esqueça o assunto. Porém, sempre adicione verduras e legumes ao prato dele, mesmo sabendo que ele vai recusá-los. Você perceberá, depois de um tempo, que se algum dia você se esquecer de colocar os brócolis em seu prato, ele se sentirá ofendido e dirá: "Ué! Cadê meus brócolis?" Acostume seu filho a ver vegetais no prato sempre.

- Se é seu filho que porciona os alimentos no próprio prato, mantenha os legumes e a salada junto dele todos os dias e incentive-o a experimentá-los.
- As únicas preparações que devem ir à mesa são os legumes e a salada – as demais devem vir do fogão porcionadas no prato.
- Chame a criança para almoçar ou jantar alguns minutos antes de a refeição estar pronta e garanta que os legumes e a salada já estejam prontos, apresentados de forma bonita e à mesa, bem ao seu alcance. Incentive-a a começar a comer até que o restante dos alimentos esteja pronto – a fome é um ótimo tempero e torna qualquer prato atraente.
- Deixar sobre o prato de cada um à mesa pequenas porções de salada e legumes arrumados e temperados a seu gosto em recipientes individuais caprichados pode encorajar a criança a comê-los enquanto espera pelo restante das preparações. Porções bem pequenas são mais bem aceitas pelas crianças, pois elas não ficam intimidadas com a quantidade que precisarão comer. Vá aumentando o tamanho das porções à medida que o tempo for passando e ela for se acostumando a comê-los. Melhor ainda se a salada e os legumes estiverem preparados ao estilo *finger food*, ou seja, para comer usando os dedos – muitas crianças preferem comer usando as mãos ou palitinhos a usar talheres.

- Institua o hábito de começar as refeições pela salada e pelos legumes, que podem ser porcionados individualmente em pires de chá ou em tigelas pequenas, e só depois libere os outros alimentos.
- Comece servindo pequenas porções desses alimentos, algo equivalente a uma ou duas garfadas, para não assustar a criança com a quantidade que deverá comer e desestimulá--la. Aumente essa quantidade aos poucos.
- Não permita que água, sucos, refrigerantes ou frutas que não estejam previstos na refeição tomem o lugar da salada e dos legumes no estômago da criança – os sucos devem ficar para os horários de lanche, quando previstos no cardápio; a água pode ser oferecida em qualquer horário que não o das refeições; refrigerantes não devem ser consumidos, mas, se forem, que seja muito esporadicamente.
- Os pratos mais bonitos e coloridos devem ser o de salada e legumes – utilize travessas atraentes, coloridas, com formas interessantes.
- Dê o exemplo. Os pais ou cuidadores da criança devem alimentar-se adequadamente para que ela possa imitá-los.
- Não compre guloseimas. Elas podem ser consumidas esporadicamente, portanto não há necessidade de incluí-las nas compras de supermercado semanais, mensais ou diárias. Deixe-as para quando forem oferecidas em visitas à casa de amigos ou parentes, em passeios, festas de aniversário, datas comemorativas ou finais de semana. Não há necessidade de tê-las em casa.
- Não mantenha em casa guloseimas e/ou alimentos pouco saudáveis, como salgadinhos, biscoitos recheados, balas,

doces, chocolates, bombons, pirulitos, batata frita, refrigerante etc. – nem mesmo escondidos ou guardados para ocasiões especiais.
- Ensine às crianças que ser diferente, comer de forma diversa das outras pessoas é mais interessante do que ser uma "maria vai com as outras". Vivemos o paradigma alimentar – convenções não escritas que ditam as atitudes de uma comunidade, definindo o que são condutas "normais" e aceitáveis – de que os alimentos saudáveis são ruins ao paladar e os industrializados são ótimos substitutos daqueles que poderiam e deveriam ser preparados em casa. As crianças estão sendo alimentadas dessa maneira e todo aquele que tenta agir de forma diferente (sobretudo no ambiente escolar ou em outros grupos) é discriminado.
- Incentive o interesse da criança pela alimentação de forma lúdica: leve-a às compras; deixe-a escolher os legumes do almoço, a fruta da sobremesa, a salada do jantar; invista em um curso infantil de culinária saudável; compre livros de receitas para crianças etc.
- Invista em formas diferentes de cortar e preparar os alimentos.
- Cuide da aparência, da cor, do sabor e do cheiro dos alimentos para que sejam agradáveis e interessantes.
- Permita que a criança conheça os alimentos, seus nomes, suas cores, sua forma original, as possibilidades de corte, seu gosto em diversos tipos de preparação, temperos diferentes, sua consistência quando crus e depois de cozidos (se for o caso), seu cheiro. Fale – sem cientificismo – sobre os benefícios dos alimentos, estimulando seu filho a interagir com a comida de forma ativa e lúdica.

- Formas para *muffins* podem ser utilizadas para acomodar legumes e verduras picadinhas, que ficarão com uma aparência convidativa.
- Outros recipientes, como taças de sorvete, de martíni, molheiras, ramequins e copos de festas de aniversário, podem tornar saladas e legumes muito mais apetitosos.
- Molhos diferentes dos tradicionais, como os feitos à base de suco de frutas, iogurte natural e mel, costumam ser apreciados.
- Observe se seu filho gosta mesmo de molho para temperar esses alimentos. Muitas crianças preferem consumi-los ao natural, sem tempero nenhum; outras gostam de azeite e sal, mas não apreciam o vinagre; conheço quem prefira temperar com alho e cebola ralados. Teste condimentos e molhos e deixe que a criança escolha como temperar suas hortaliças. Cuidado com o excesso de sal.
- Por vezes, permita que a criança escolha o que for de sua preferência. Por exemplo, pergunte qual dos alimentos que estão na mesa ela prefere comer, os brócolis ou a abóbora, o tomate ou o pimentão, e sirva somente o que ela escolheu. Assim, ela se sente respeitada nas suas escolhas e mantém a autonomia e a autoestima.
- Espetos de legumes e rolinhos de verduras e frutas costumam atrair mais a criança do que se servidos no prato.
- Não cozinhe demais os legumes. Prefira cozinhá-los no vapor ou com pouquíssima água – eles ficam mais firmes, preservam a cor e os nutrientes e parecem mais saborosos e vistosos aos olhos das crianças
- Habitue-se a servir legumes e verduras também no café da manhã e nos lanches – por que não?

- Prepare pastas de grão-de-bico, tahine, amendoim, abacate, chocolate amargo, purê de tomates, couve-flor, batata, batata-doce, mandioquinha etc., enriquecidos com vegetais picados bem miudinho, e sirva-os no sanduíche ou sobre torradas na hora do lanche.
- Experimente oferecer tipos diferentes de cortes e preparações para o mesmo legume ou verdura. O chuchu, por exemplo, pode aparecer na salada, em purês, como acompanhamento de carnes, no suflê, em tortas salgadas, recheado, em cubinhos, em pedaços grandes, em fatias, temperado de formas diferentes ou associado com outro alimento de que seu filho goste, refogado ou no vapor.
- O mesmo vale para as frutas. Ofereça-as inteiras, em pedaços, em fatias, cozidas, assadas, com aveia, com farofa de gergelim torrado, em salada de frutas, com granola, com mel, com canela, espetadas com cravo, com cereais, associadas a outros alimentos dos quais seu filho goste. Varie, invente.
- Faça bolos enriquecidos com frutas ou legumes – bolo de laranja, de cenoura, de abobrinha, beterraba, banana, maçã, maracujá, quiuí, abacate etc.
- Faça sucos com frutas e legumes. Experimente o de abacaxi, limão e capim-cidreira, muito saboroso e refrescante.
- Se possível, compre pequenas quantidades de legumes, verduras e frutas de cada vez. Por serem perecíveis, quanto mais fresquinhos, mais saborosos e nutritivos.
- O suco natural é uma opção para acrescentar frutas e hortaliças ao cardápio do seu filho – embora não contenha muitas fibras, extremamente necessárias. Se seu filho gosta de sucos, invista neles. Porém, fique atenta: para manter quase a

mesma quantidade de nutrientes que a fruta *in natura*, eles deverão ser consumidos imediatamente após o preparo (ou no máximo 30 minutos depois). Do contrário, perderão grande parte das vitaminas, mesmo que conservados em geladeira ou em recipientes tampados. Outra dica: utilize de preferência jarras de vidro escuras para armazenar e servir o suco, pois elas conservam um pouco mais aqueles nutrientes que se perdem com a luz. Não exagere na água de diluição, muito menos no açúcar. Sirva o suco em pequena quantidade, para não atrapalhar o apetite da criança, e de preferência no lanche ou no café da manhã. Sucos industrializados entram como guloseimas, ou seja, evite o seu consumo.

- Não tente substituir todas as frutas que seu filho precisa comer por dia por suco de frutas, mesmo o natural, pois eles são pobres em fibras. Os sucos industrializados, mesmo os de soja, são meras guloseimas, portanto devem ser evitados.
- Que tal preparar um delicioso "suco de colher"? Misture frutas (maçã com casca, laranja, abacaxi, limão) e vegetais (couve, cenoura, pepino, beterraba, hortelã, erva-cidreira) com um pouco de água de coco natural, adoce a mistura com mel se achar necessário, não a coe e sirva-a bem geladinha em uma taça para sorvete. Providencie uma colher bonita para que ele "tome" o suco. Se o preparado ficar verde, melhor ainda para comprovar que essa cor também pode ser saborosa. Decore o suco com enfeites para drinques e coquetéis, guarda-chuvas coloridos, mexedores, palitos com minifrutas, bolas ou flores de papel de seda, canudos diferentes. Esporadicamente, enfeite-o com aquilo de que seu filho gosta, como chocolate granulado, coco ralado, fru-

tas picadas, castanha de caju picada, calda de chocolate, cerejas, jujubas picadas etc. Invente, crie, mas não exagere nos enfeites. Aliás, não decore os alimentos do qual você sabe que seu filho gosta. A decoração deve ser uma atração especial para aquilo de que ele não gosta ou aquilo que rejeita.

- Nenhum alimento é insubstituível. Se hoje seu filho diz não gostar de cenoura, prepare um purê de abóbora; se ele não gosta de abóbora, ofereça-lhe mamão, e assim por diante. Os alimentos de cor alaranjada ou amarela são, em um primeiro momento, equivalentes – todos ricos em betacaroteno, o precursor da vitamina A –, portanto há várias opções para substituição. No entanto, alguns dias depois, volte a oferecer-lhe a cenoura, em outro, a abóbora, até ele passar a ingerir tudo aquilo que você lhe apresentar. Pode demorar, mas acontece. Cada alimento deve ser experimentado de 8 a 15 vezes antes de ser relegado à categoria dos terminantemente rejeitados.
- Não se desespere quando seu filho não quiser comer algum vegetal. Esse aprendizado leva tempo e você precisará ser paciente. Sua ansiedade pode pôr tudo a perder. Relaxe e lembre-se de dar o exemplo.
- Mantenha a calma diante das mudanças de humor do seu filho relacionadas com as refeições. Ele pode comer um prato enorme de abobrinha hoje e recusá-la terminantemente daqui a três dias; comer muito bem hoje e amanhã não ter apetite nenhum; comer sozinho hoje e amanhã pedir sua ajuda. Quando se trata de crianças, tais inconstâncias são normais. Respeite-as.
- Mais importante que qualquer ideia mirabolante para fazer seu filho comer legumes, verduras e frutas é o seu exemplo.

Você sempre será a melhor propaganda. E tão importante quanto o seu exemplo são suas caras e bocas e os comentários que você faz sobre esse ou aquele alimento. Mesmo que você não perceba que seu filho a está observando, ele está. Crianças percebem ironia, sarcasmo, cinismo, demagogia, alegria, tristeza, mentira ou verdade num simples resmungo seu ou em um pequeno franzir de nariz. Policie-se!

- Sirva-se todos os dias de um bocado de legumes e verduras, diga que está delicioso e faça algum comentário sobre como aquele alimento seria bom para seu filho. Por exemplo: diga que o goleiro do time favorito dele adora aquele vegetal e por isso joga tão bem, e esqueça o assunto. O importante é oferecer-lhe sempre, dia após dia, mesmo prevendo as recusas.

- Estimule-o a experimentar os vegetais, um pedacinho só (e que seja mesmo um pedacinho), diga que usou um tempero novo, uma receita secreta. Se ele estiver na fase da fantasia, diga-lhe que você colheu aquele vegetal na horta de uma bruxa nariguda e quem comer daquilo poderá ter alguns desejos realizados. Você conhece seu filho melhor do que eu e tenho certeza de que saberá convencê-lo. Uma brincadeira que faço com meus filhos é a "hora da mordida". Sempre que surge algum alimento novo no pedaço, todos têm de dar uma mordidinha nele para experimentar. É divertido! Se por acaso alguém não quiser prová-lo, tudo bem, só cantamos: "Experimenta! Experimenta!" E, se eles realmente não quiserem brincar, a brincadeira acaba. Às vezes acontece, mas na maioria das vezes todos querem experimentar.

- Outras famílias preferem instituir o "dia da experimentação". Elegem um dia na semana para provar juntos um alimento novo ou um que tenha sido provado e repelido, porém preparado de forma diferente. "Não precisa comer, mas tem de experimentar", esse é o lema. Caso o alimento não faça sucesso, deve ser reintroduzido na brincadeira em outro dia, em uma nova receita, um novo corte ou tempero – enfim, deve ser reapresentado e rejeitado de 8 a 15 vezes antes de ser riscado da lista.

- Saiba que esses alimentos podem nunca se tornar os preferidos do seu filho, mas podem ser aceitos entre aqueles que "dá pra comer numa boa". Garanta-lhe que seus preferidos sempre estarão presentes, porém que outros alimentos não tão apreciados também aparecerão e não custa nada comer os dois.
- Não faça comparações, não acuse, não cobre, não force, não brigue, não dê recompensas, não dê sermões nem castigos. Apenas dê o exemplo e de vez em quando diga algo de bom sobre algum legume, fruta ou verdura – um comentário positivo, é claro, mas que não tenha relação com sabor. Por exemplo: laranja ajuda a não ficar gripado, banana evita dores nas pernas, mamão ajuda o cocô a sair sem doer o bumbum, cenoura ajuda a enxergar bem, abóbora faz os cabelos ficarem brilhantes, brócolis é a comida preferida dos super-heróis etc. Você pode inclusive dar informações que a princípio ele não entenderá, mas ficarão entranhadas na memória, como a de que berinjela ajuda a controlar os níveis de colesterol, uva faz bem ao coração, acerola tem muita vitamina C, vitamina A ajuda a evitar crises de asma... Consulte meu livro *Comida de criança* para ter ideias.
- Fique tranquila se hoje o seu filho não comeu como deveria. Concentre-se em fazer um balanço do que ele comeu duran-

te a semana. Talvez a alimentação dele tenha tido altos e baixos, bons e maus momentos, mas se o balanço semanal for positivo, comemore. Fique feliz, sinta-se realizada, pois sua missão foi cumprida com louvor. Se o balanço for negativo, não desanime: a próxima semana será melhor.

- Não supervalorize o prato vazio. Se seu filho não quiser comer toda a comida, respeite-o. Deixe que ele se sinta livre, sem pressões, e na próxima refeição ofereça porções menores. Se ele não ficar satisfeito e achar que a quantidade que você colocou não saciou sua fome, ofereça-lhe mais, mas coloque uma porção menor ainda que a anterior.
- A insistência por um prato vazio, mesmo que utilizando técnicas indutivas – como dar comida na boca da criança enquanto a distrai contando histórias, ou utilizar barganha, promessas, ameaças, castigos, comparações com outras crianças –, gera ansiedade e frustrações, que repercutirão de forma negativa na relação que seu filho tem com o ato de se alimentar. Tal atitude pode desencadear a sobrealimentação: a criança passa a comer demais, inicialmente para deixar todos felizes e depois por não conseguir se controlar, podendo chegar à obesidade. Ou, ao contrário, a subalimentação, com a criança comendo muito pouco por encarar a alimentação como algo ruim, que violenta sua vontade e seus limites. Saiba que ambas as situações são muito sérias e difíceis de corrigir.
- Certas crianças detestam compartilhar suas coisas – aliás, acho que todas elas passam por uma fase assim –, inclusive os legumes do prato, mesmo que não tenham a intenção de comê-los. Se seu filho estiver nessa fase ou tiver esse temperamento, de vez em quando, quando ele rejeitar os legu-

- mes, roube-os do prato dele e coma-os. Ele certamente vai reclamar, mas talvez da próxima vez coma todos só para não ser "roubado".
- Elogie cada tentativa do seu filho de experimentar aqueles alimentos que ele diz não gostar. Crianças adoram elogios.
- Varie bastante os alimentos e as preparações, preferindo hortaliças e frutas da época – mais saborosas, nutritivas e baratas.
- Nas festas, desde que sejam esporádicas, libere seu filho para comer e beber o que quiser. Se quiser, use o truque de preparar para seu filho, ainda em casa, um sanduíche saudável e nutritivo com um copo de suco natural e um bolo caseiro, servindo-os meia hora antes de ir à festa. Lá, ele vai se divertir como todas as crianças, mas comerá bem menos bobagens do que se estivesse com fome. Ninguém vai perceber, nem mesmo ele, e você poderá relaxar e aproveitar a festa.
- Nos passeios, sempre há o risco de contaminação microbiana de alimentos em lanchonetes, botecos e barraquinhas. É prudente, portanto, levar de casa alguma coisa de que todos gostem e não seja muito perecível – maçãs, biscoitos sem recheio, bolo caseiro, frutas secas, castanhas etc. Porém, se seu filho pedir pipoca ou sorvete, relaxe e atenda-o (desde que esses passeios sejam esporádicos).
- Não caia nas bobagens sensacionalistas de algumas reportagens e notícias que se veem ou leem por aí. Alimentação correta é sinônimo de equilíbrio e variedade. Não restrinja a alimentação da sua família a pretensos e monótonos alimentos considerados suprassumos da boa saúde – que podem ser excelentes se incluídos em uma dieta alimentar equilibrada, mas sozinhos pouco podem fazer.

Alimentação saudável na infância

- Aproveite as ocasiões em que a família está reunida à mesa para fazer delas um grande acontecimento; uma reunião alegre, leve, em clima de união e cumplicidade. Dessa forma, as crianças vão se relacionar positivamente com o ato de comer. Elas adquirem preferências quando formam associações entre as características sensoriais dos alimentos e sensações positivas. Se essas ocasiões são muito raras, organize-se para aumentar a frequência delas, pelo menos para uma refeição por semana.
- Outro detalhe importante: em geral, as crianças não devem fazer dieta para emagrecer, somente em casos extremos e sempre sob orientação médica e nutricional.

Se tiver dúvidas sobre a inclusão de quantidade suficiente de vitaminas, minerais e fibras às refeições, sempre acrescente mais legumes, verduras e frutas às preparações, assim não haverá erro.

---

13 PARECE, MAS NÃO É

Aqui vão algumas dicas para evitar confusões na hora de avaliar se seu filho já está comendo melhor as hortaliças do prato. Certos alimentos e preparações são considerados, por muitas pessoas, saladas, legumes e verduras, mas NÃO fazem parte do grupo das vitaminas, dos sais minerais e das fibras. Embora tecnicamente sejam hortaliças, apresentam outros nutrientes em grande quantidade, como carboidratos e gorduras, que as colocam em um grupo alimentar diverso:

- salada de batata – batata é fonte de carboidratos, e se enquadra, portanto, no grupo desse nutriente;
- algumas preparações à base de maionese, como a famosa "batatonese" – maionese é óleo e ovo, ou seja, gordura e proteína (algumas só óleo, sem ovos) –, ao passo que batata é carboidrato;
- salpicão de frango – macarrão, maionese, batata-palha e frango, ou seja, carboidrato, gordura, fritura e proteína;
- salada de milho, de grão-de-bico, de lentilha, de soja, de ervilha seca – milho é carboidrato; ervilha seca, grão-de-bico,

lentilha e soja são leguminosas e se enquadram nas proteínas vegetais;
- há quem faça sopa de legumes só com macarrão, mandioquinha e batata (todos são carboidratos);
- carne com batata (a batata é uma das principais fontes de carboidratos, portanto substitui o arroz, o macarrão, a mandioca...);
- determinadas preparações até contêm alguns legumes cortados bem miudinhos e salpicados só para dar um colorido ao prato, como certas tortas de legumes, farofa, cuscuz. Não cometa o erro de enquadrar esses alimentos e preparações no grupo dos legumes e verduras, pois não o são;
- qualquer tipo de legume ou verdura, quando frito, deve ser considerado gordura;
- **todas as preparações à base de maionese, creme de leite, margarina, manteiga, alho e óleo, pestos e frituras em geral devem ser enquadradas na lista das gorduras; todas as preparações à base de batata, mandioca, mandioquinha, bem como farinhas, macarrão, milho, amido e cereais, são carboidratos: substituem o arroz, o pão etc. Todas as preparações com soja, todos os tipos de feijão, ervilha seca, grão-de-bico e lentilha substituem o feijão. Todas as preparações à base de carne de qualquer espécie animal são consideradas proteínas, mesmo que apresentem alguns poucos legumes, frutas ou hortaliças.**

14 CRIATIVIDADE

A criatividade é uma ferramenta fundamental quando se trata de crianças – daí a importância do exercício de estimulação cerebral que aparece no Capítulo 6. Crianças pensam e agem diferentemente dos adultos e aprendem com muito mais facilidade e menos resistência quando conseguimos adentrar o mundo encantado em que elas vivem e **acessar suas emoções**. Há várias maneiras de chamar a atenção de uma criança e de tocar seu coração para que ela se alimente de forma adequada, mas o jeito mais fácil e rápido é usar amor, criatividade e ludicidade.

- Para o café da manhã ou lanche, você pode preparar uma porção de frutas picadinhas e farofa de amendoim e colocá-la em copos descartáveis coloridos ou casquinhas de sorvete. Os pequenos adoram acessórios chamativos.
- Que tal encher uma daquelas formas de fazer *muffins* ou pão de mel com pedaços de frutas e inventar nomes engraçados para elas, como: luas doces (para fatias de maçã), palitos gos-

tosos (para manga cortada em palitos), bolas de cristal (para uvas sem semente), rubis do deserto (para morangos)...
- Piquenique de frutas no chão da sala ou do quarto, na varanda ou no jardim são sempre bem-vindos e fazem muito sucesso entre a garotada. Os alimentos do piquenique também podem variar: piquenique de sanduba (sanduíches com patês de legumes, salada, frutas e outros ingredientes saudáveis); de pizza (de legumes e verduras, acrescidas de atum, azeitonas, palmito, frango, cogumelos ou outro ingrediente saudável de que a criança goste); de churrasco de legumes no espeto (pedaços de legumes no espeto, temperados com mel, pasta de alho ou outros temperos a gosto e grelhados).

O que conta é a ludicidade desses eventos: quando se aprende brincando, aprende-se mais rápido e com alegria. Essas ocasiões tornam-se especiais para a criança, pois a faz se relacionar melhor com esse tipo de alimento (mesmo que ela não os coma com prazer ou ainda não queira comê-los) por meio da diversão, da cumplicidade e da companhia de pessoas queridas e importantes. Não demorará muito e a criança lhe pedirá para repetir o piquenique e começará a experimentar aos poucos as iguarias que você preparar para a ocasião. Atenção: cuidado para não desvirtuar a brincadeira oferecendo guloseimas ou outros alimentos de que ela sabidamente goste, como sucos, o queijo do sanduíche ou só a massa da pizza. Se a criança não quiser comer o que foi preparado, respeite sua recusa, mas não substitua o que não foi comido; que ela aguarde até a próxima refeição para se alimentar.

- Perfeitos para um aniversário de boneca ou dinossauro são os bolos caseiros feitos com beterraba, cenoura ou abobrinha. Asse-os em formas atraentes, desenforme-os num prato colorido e coloque uma velinha para cantar "Parabéns a você". Está feita a festa. Ninguém resiste.

- Uma ótima opção para biscoitos e bolinhos nutritivos são as máquinas de fazer biscoitos, se você dispõe dessa facilidade em casa. As iguarias podem ser preparadas com legumes em purê ou triturados em suco de frutas.
- O mesmo você pode fazer se tiver outras máquinas como as de fazer *pretzels, minicupcakes,* tortas, omeletes, crepes e *donuts*. É só incrementar as massas com legumes, verduras, frutas ou ervas frescas e preparar bem rápido delícias que agradam a qualquer criança.
- Quem disse que pizza não pode ser nutritiva? Basta usar uma boa massa integral, molho de tomate, chicória, queijo fresco, tomate-cereja, cenoura, abobrinha etc. Você pode até arriscar a fazer carinhas ou outras figuras na pizza usando os alimentos. Peça a seu filho para ajudar.
- Alguns acessórios facilitam a vida de toda mãe na hora de ser criativa, pois divertem as crianças – que, ao contrário de nós, têm gostos muito simples e se contentam com muito pouco, desde que esse pouco venha acompanhado de carinho e atenção. Invista em cortadores de biscoitos com formas e contornos de animais, estrelas, flores, frutas, rostos, bonecos etc. e faça suas "artes" com a comida de forma rápida e prática.
- Você pode recortar legumes cozidos usando cortadores com formas geométricas, de estrelas, animais, flores etc. e servi-los como petiscos na hora do lanche com algum molho gostoso, ou em saladas, sopas ou acompanhando carnes.

- Bolos simples caseiros de hortaliças ganham outro charme e ficam irresistíveis quando recortados com os cortadores de biscoitos.
- Minissanduíches costumam fazer sucesso. Melhor ainda se você usar pão rico em fibras e recheá-lo com legumes em patê ou cozidos e cortados bem finos e temperados – assados ou grelhados.
- Com os recortes de bordas de pão que sobrarem após utilizar os cortadores, prepare deliciosos palitos de pão crocantes e sequinhos ao assá-los e servi-los com um molho gostoso.
- Nada mais simples e encantador: meio sanduíche de alface e tomate com um lindo sorriso desenhado com catchup de morango caseiro. Para completar, fatias de pera.
- Sirva as sopas cremosas de legumes e verduras (e com tubérculos, raízes ou cereais e leguminosas, por exemplo, sopa de feijão, abobrinha verde, beterraba e milho) em pratos coloridos; coloque sobre eles um ou mais cortadores de biscoitos pequenos e polvilhe farofa de amêndoas ou queijo meia-cura ralado dentro deles para que, ao removê-los, as figuras polvilhadas estejam formadas sobre a sopa.
- Se preferir, faça o contrário: coloque sobre a sopa cremosa o cortador de biscoito e polvilhe a farofa de amêndoas ou o queijo ralado em volta dele, formando uma imagem em negativo.
- As sopas cremosas (batidas no liquidificador) são exemplos de disfarce de alimentos dos quais falaremos mais adiante. Nada a impede de fazer uma deliciosa sopa nutritiva e gostosa e batê-la no liquidificador (desde que não seja todo dia assim) e misturá-la com um alimento que sabidamente seu fi-

lho aprecia (queijo ralado, carne moída, frango desfiado, ervilha, milho, ovo cozido picado, tomate etc.). Assim, ele nem vai se preocupar em saber do que é a sopa.
- Quer fazer seu filho pequeno vibrar de alegria na hora de comer os legumes? Faça de vez em quando algumas carinhas divertidas nos pratos e nos lanches dele. Não precisa ser nada sofisticado ou difícil, use o que tiver à mão.
- Utilize pratos e copos coloridos e/ou com motivos infantis ou de festa para oferecer à criança alimentos saudáveis e nutritivos.
- Deixe a criança interagir com os alimentos. Permita que às vezes ela os pegue com as mãos, brinque com eles, faça sujeira, se divirta...
- Enfeite as preparações com desenhos, carinhas, flores feitas com a comida etc.
- Brinque de alimentação saudável com os brinquedos do seu filho e transfira a brincadeira para a mesa de refeições.
- Deixe a criança participar de alguma forma do preparo das refeições e das compras de supermercado.
- Varie esporadicamente o lugar das refeições: sala, varanda, garagem, jardim, cozinha, quarto, quintal...
- Permita que a criança se alimente utilizando utensílios pouco convencionais: sirva o purê na caneca de café do papai, os legumes em taças de sorvete, as frutas em formas para gelo, o suco na embalagem de iogurte etc.
- Por vezes, utilize os brinquedos da própria criança (depois de bem higienizados) para oferecer os alimentos: frutas na caçamba do caminhão, saladinha no prato do jogo de jantar da boneca, ovo cozido no pote da cozinha de brinquedo etc.

- É importante disponibilizar jogos sobre alimentos e alimentação saudável, assim como CDs, DVDs e livros adequados a cada faixa etária.
- Prepare pastas cremosas de frutas, como a de abacate temperada e enriquecida com vegetais picados bem miudinhos, e sirva-as no sanduíche ou sobre torradas na hora do lanche.
- Ofereça tipos diferentes de cortes e preparações para o mesmo legume, verdura ou fruta, ou associados a outro alimento de que seu filho goste.
- Convide seu filho para plantar uma horta no quintal de casa ou em uma floreira – é educativo e pode estimulá-lo a experimentar aquilo que ele ajudou a plantar e colher.
- De vez em quando, deixe seu filho escolher o cardápio de uma refeição. Você delimita as escolhas para ele, é claro. Ele pode escolher, por exemplo, entre arroz ou purê de batatas para o jantar, entre frango assado ou ensopado para o almoço de domingo, entre pizza caseira ou macarronada na noite de sexta-feira. Seu filho se sentirá importante por ter sua opinião acatada pela mãe e se relacionará melhor com a comida, pois foi ele que a escolheu. Isso pode até transformá-lo no seu braço direito na reeducação alimentar da família toda.
- Nas comemorações e nos passeios em família, sugiro que você lance uma moda diferente em vez de comer fora (em geral, as opções dos restaurantes são ricas no trio famigerado que tentamos evitar: excesso de gorduras, de sódio e de açúcar). Peguem o dinheiro que iriam gastar na comilança e comemorem fazendo passeios ao ar livre, indo ao cinema, ao clube, ao cabeleireiro e até mesmo à loja de brinquedos. Usando essa estratégia, dá até para juntar um pouco e fazer

uma viagenzinha no final de semana. Há uma infinidade de maneiras deliciosas de comemorar algo sem envolver comida; invente a sua.
- Dê nomes diferentes às comidas triviais do dia a dia. Ao preparar coxa de frango assada, convide seu filho para um banquete com coxa de dinossauro. Ou para comer espadas de luz, quando fizer palitinhos de cenoura; sopa de minhoca (se ele estiver naquela fase em que criança gosta de coisas nojentas) para sopa de macarrão com legumes ralados em ralo grosso; sangue de vampiro para suco de uva; comida de pirata para carne com legumes; maçã da Branca de Neve; carruagem da Cinderela (abóbora moranga inteira que pode ser recheada com carne moída em molho). Qualquer ideia simples como essas faz uma diferença enorme na aceitação de determinados alimentos.
- Que tal esconder cenouras com os ovos de páscoa e dizer que o Coelho da Páscoa as deixou ali, e depois prepará-las para o almoço? Ou, quem sabe, preparar um nutritivo suco de monstro no Halloween; bolo do coração (de beterraba) para o aniversário do boneco ou super-herói favorito do seu filho? Leite com biscoitos caseiros de aveia para o Papai Noel no Natal... Experimente, interaja e divirta-se nesse mundo mágico e imaginativo da criança. Perceba que ela também ficará mais acessível ao seu mundo, o que conta muitos pontos a favor de qualquer tipo de educação alimentar.
- Convide os amigos de seu filho para uma "aula de culinária" em sua casa, quando todos colocarão a mão na massa para preparar algo saboroso e nutritivo – salada de frutas, banana assada com chocolate amargo, *cupcakes* de abobrinha... En-

fim, algo que use alimentos e ingredientes "diferentes" (legumes, verduras, frutas) para a realidade deles. Encante-os, faça que levem um pouco do que produziram para as mães experimentarem – nunca subestime a pressão dos pares, a influência que amigos, vizinhos e primos têm sobre os hábitos alimentares do seu filho. Coloque-os do seu lado para não ter de medir forças com eles.

- Permita que de vez em quando seu filho vá à mesa vestido a rigor, com roupa de festa, gel no cabelo ou com fantasias, enfeites ou aquele tênis novo que ele ganhou. Permita, às vezes, que ele a sirva como se vocês estivessem em um restaurante.

- É claro que não precisa nem deve ter algo especial assim todos os dias, pois a novidade acabaria se tornando banal e a criança, cada vez mais exigente. Faça algo especial de vez em quando, quando estiver disposta e o momento for propício. Mas o que você pode e deve fazer todos os dias é proporcionar a seu filho, durante as refeições que fizerem juntos, momentos de descontração e cumplicidade, sem TV ou outras distrações. Conversem sobre o que fizeram ou farão de interessante naquele dia; enfim, você pode preencher o horário de pelo menos uma das refeições diárias com seu filho com momentos especiais para ser relembrados.

- Se seu filho tem por volta de 5 ou 6 anos, ele provavelmente é curioso e adora fazer experiências. Essa é uma ótima fase para deixá-lo ter contato com diferentes sabores que, em geral, evitamos oferecer às crianças, como amargo, ácido, azedo ou picante. As crianças precisam ter contato com todos eles, pois poderão ampliar seu repertório alimentar. Além disso, a tolerância a sabores diferentes tachados de

- desagradáveis é determinada geneticamente – seu filho pode ter maior tolerância a certo sabor do que outra pessoa.
- Uma vez por semana, convide seu filho para uma refeição diferente, fazendo decoração de pratos. Monte pratos diferentes, utilizando os alimentos para fazer figuras engraçadas e bonitinhas, que estimulem a imaginação e criem uma interação entre a criança e o alimento. Se ele for maiorzinho e achar meio bobas essas caretinhas no prato, convide-o a preparar, como ele quiser, um sanduíche nutritivo ou uma pizza incrementada com alimentos coloridos: ervilha, rúcula, tomate, atum, peito de frango desfiado, queijo fresco, uvas passas.
- Valorize o simples: arroz com feijão, frutas da época, água fresca, pipoca feita na panela, banhos de sol, brincadeiras sem brinquedos, feiras livres, hortinha caseira, legumes cozidos, alimentos comuns da sua região, temperos da vovó (alho, cebola, salsa, cebolinha, coentro, limão, sal), conversas, histórias e risadas ao redor da mesa, pôr do sol, ovo cozido, abraço apertado, carinho, atenção, cuidado etc. O que é simples está na moda.
- Além disso, a singeleza da alimentação e dos hábitos está sendo redescoberta como o caminho mais fácil e eficaz para manter ou recuperar a saúde.

Enfim, invente a sua maneira de incluir mais verduras, legumes e frutas na alimentação do seu filho. Esses alimentos são, sem dúvida, imprescindíveis à saúde dele. E mais: nesse processo todo, o mais importante para ele será o prazer de estar compartilhando esses momentos com você.

15 TRUQUE ESPECIAL

Nada melhor do que um bom disfarce para uma criança comer sem perceber aquele alimento que ela diz detestar e ainda deixar a mamãe mais feliz e tranquila. Sou totalmente a favor do disfarce desses alimentos. Sabe aquelas técnicas de misturar purê de abóbora ao purê de batata que seu filho adora e não contar para ele, ou picar bem miudinho no processador uns três tipos diferentes de legumes e algumas verduras e cozinhar tudo no meio do arroz, de forma que ele não consiga ficar catando e tirando do prato? Pois é, sou completamente a favor disso, pois é uma maneira de melhorar a alimentação de seu filho de forma rápida e indolor.

Mas, note bem: sou a favor do disfarce de alimentos desde que você também os ofereça, em tamanho normal ou, pelo menos, de forma visível e preparados de maneira gostosa para que ele possa cheirar, pegar, provar, fazer careta, recusar. Esse processo faz parte da educação nutricional da criança.

Seu filho precisa saber o nome dos alimentos (tomate é tomate, chuchu é chuchu), o gosto (doce, azedo, amargo, salgado, ácido) e as formas de preparo de que mais gosta em determinado prato. Tal fato só será possível se ele já o tiver visto e experimentado; ele só saberá se gosta ou não de certo alimento se o experimentar de 8 a 15 vezes, como eu disse anteriormente.

Seu filho só vai saber fazer as escolhas certas sozinho se tiver o hábito de comer certo, e esse hábito não se forma sem que ele veja o que está comendo.

O disfarce dos alimentos é apenas uma medida paliativa para você controlar o seu próprio estresse quanto à melhoria da qualidade da alimentação de seu filho. Esse disfarce poderá ser utilizado durante o processo de aprendizagem dele quanto aos hábitos alimentares saudáveis, mas **jamais** deve ser usado como substituto da apresentação normal dos alimentos. Se você notar que está ficando acomodada, pare imediatamente de disfarçar os alimentos, pois isso colocará tudo a perder.

Uma ótima forma de disfarçar os alimentos é preparar purês de diversos tipos de legumes – abóbora, cenoura, abobrinha, chuchu, beterraba, brócolis, couve-flor, espinafre, pimentão, ervilhas etc. Cozinhe esses vegetais de preferência no vapor e sem temperos. Em seguida, bata-os no liquidificador. Certos vegetais talvez precisem de algumas colheradas de água para ser liquefeitos. Prepare os purês separadamente ou misture alguns dos legumes. Se achar mais prático, congele-os em porções para utilizá-los quando e como preferir.

Eles podem ser utilizados em diversas preparações mais bem aceitas pelas crianças sem que elas percebam o ingrediente secreto. Por exemplo: misture o purê de couve-flor ao purê de batatas; prepare deliciosas sopas com purê de cenoura ou de abóbora; faça massa de pizza, panqueca, omeletes, tortas, pães caseiros e caldos com qualquer desses purês sem precisar dizer a ninguém. Misture purê de legumes ao caldo do feijão ou na água de cozimento do arroz. Experimente acrescentar purê de abobrinha ou de beterraba à massa do bolo simples (experimente antes de assar, pois certas misturas podem demandar um pouco mais de açúcar).

Se o seu filho também não é muito fã de frango ou carne, você pode prepará-los como de costume, temperados, cortá-los em pedaços pequenos e batê-los no liquidificador com um pouco de água, até obterem uma consistência lisa e cremosa. Use os purês para enriquecer o arroz, o feijão, as sopas etc.

Outra forma de disfarçar os legumes – ou de a criança não conseguir tirá-los do prato – é a trituração. Para isso, é interessante ter um processador de alimentos. Costumo comprar legumes e verduras frescas uma vez por semana. Lavo todos eles, descasco o que for necessário e pico em pedaços menores. Cozinho no vapor: cenoura, brócolis, couve-flor, abóbora, abobrinha, vagem, ervilha fresca, vagem-torta, quiabo, chuchu, berinjela etc. Transfiro os legumes ainda meio durinhos, não muito cozidos, para o processador de alimentos e trituro-os até ficarem miudinhos. Em seguida, uso o preparo para enriquecer o arroz, o feijão, omeletes, quibes, molhos, bolinhos, pães, tortas salgadas, sopas, misturo com ricota e transformo em patês... O que sobra é congelado em porções.

No caso das verduras – couve, escarola, mostarda, almeirão, acelga, rúcula, folhas de beterraba, cenoura, brócolis e couve-flor –, eu as trituro ainda cruas (depois de limpas, desinfetadas e secas em papel toalha), coloco-as em potes e congelo-as, usando-as em diversas preparações.

Use a imaginação!

16 CRIANÇA QUE NÃO COME

A falta de apetite pode estar relacionada a inúmeros fatores, entre os quais:

- Intervalo entre as refeições muito curto e/ou cheio de petiscos "inofensivos": meia bolacha aqui, um gole do café do papai, aquela bala que veio de troco na padaria... É óbvio que assim a criança não vai comer nas horas certas porque não está com fome – predetermine horários mais ou menos rígidos para todos os lanches e refeições, sem "beliscadas" inocentes entre eles, mesmo de alimentos saudáveis.
- Barulho, confusão, distrações na hora de comer só funcionam nos restaurantes de *fast-food*. Em casa, na certa vai atrapalhar a refeição de seu filho.
- Valorização da quantidade. Não dê muita atenção à quantidade de comida que seu filho come; se ele quiser deixar um pouco no prato, que deixe – porcione menos na próxima refeição.

- Ansiedade da criança por achar que tem muita comida no prato. Monte um prato bem bonito e colorido para seu filho, de preferência um grande, mas com pouca comida. Isso pode ajudá-lo a não se sentir angustiado com a quantidade que terá de ingerir.
- Castigos, chantagens, ameaças, prêmios, promessas, recompensas. Usar essas ferramentas para obter um prato vazio provoca ansiedade, tensão e medo; gera supervalorização dos prêmios e diminui o valor da comida. Jamais utilize essas armas para conseguir que seu filho raspe o prato.
- Falta de contato mais íntimo com a comida. A criança precisa interagir com ela de forma prazerosa; deixe-a, nem que seja de vez em quando, se for pequena, pegar a comida com as mãos, amassá-la, sentir sua consistência, passá-la no cabelo e depois... comê-la.
- Falta de variedade. A mesma comida todo santo dia não é interessante para ninguém, muito menos para a criança. Varie o cardápio das refeições e tente reformular no jantar o que sobrou do almoço.
- Falta de sabor. Talvez a comida não esteja mesmo gostosa: falta ou sobra sal, há excesso ou falta de tempero, está quente ou fria demais, tudo tem a mesma cor ou cheiro forte... Um bom curso de culinária saudável resolve esses problemas, bem como livros de receitas.
- Bebidas durante as refeições. Se o estômago da criança já é pequeno por natureza, não vale a pena enchê-lo com suco ou outra bebida, pois vai faltar espaço para a comida. O estômago do seu filho é mais ou menos do tamanho da mão fechada dele. Se for lhe servir bebidas (água, água de coco) du-

rante as refeições, espere que ele coma boa parte da comida antes de permitir que ele tome pequenos goles da bebida. Esqueça refrigerantes e sucos industrializados.

- Dentes novos. O nascimento de dentes pode provocar dor e dificultar a mastigação.
- Brincar em vez de comer. Para muitas crianças, brincar é tão mais interessante que comer que elas acham injusto perder tempo da brincadeira para se alimentar. Garanta que seu filho vai brincar mais e com mais disposição depois de se alimentar adequadamente.
- Acesso fácil a "beliscos". Muitos pais não percebem quanto a criança come durante o dia, pois ela "belisca" o tempo todo. Tem livre acesso à geladeira, à fruteira, à despensa e está sempre comendo ou bebendo pequenas porções de alguma coisa. Corte o fácil acesso da criança à comida. É hora de abolir as "beliscadas" e os lanchinhos entre as refeições.
- Lanches generosos demais. Os lanches, tanto em casa como na escola, na creche ou no berçário, devem ser frugais – caso contrário, podem atrapalhar o apetite da criança nas refeições principais.
- Comer com distração. É cientificamente comprovado que as crianças comem mais e pior quando estão diante da TV, do computador, do videogame. Restrinja o tempo gasto nessas atividades e proíba petiscos ou bebidas quando elas estiverem acontecendo.
- Confusão entre comer muito e se alimentar bem. Muitos só acreditam que a criança comeu bem se considerarem que ela comeu muito. Não confunda, comer bem é comer os alimentos certos, nas horas certas e em quantidade **suficiente**.

- Considerar os lanches refeições. Substituir refeições completas por lanches é um erro. As crianças sempre tentam trocar o café da manhã, o almoço e o jantar pelos lanches, portanto não permita que isso aconteça.
- Comparações. Comparar o que a criança come com a quantidade ingerida por um adulto, uma criança maior, uma criança da mesma idade, mas com apetite diferente, é prejudicial. O apetite varia de um indivíduo para outro.
- Ansiedade dos pais. A pressão familiar pode angustiar a criança e interferir na sua vontade de comer. Aprenda a ser paciente e respeite o tempo de seu filho. Ele vai acabar aprendendo com você.

Se, em todo caso, não conseguir detectar sozinha a causa da falta de apetite da criança, consulte o pediatra. Se estiver tudo bem com a saúde dela (peso e crescimento normais), preocupe-se mais com a qualidade do que com a quantidade que ela ingere. No entanto, se seu filho estiver perdendo peso e/ou seu crescimento e desenvolvimento estiverem aquém do esperado, procure a ajuda de um nutricionista.

17 RECUSAS E BIRRAS

Estudos comprovam que, para um hábito alimentar se formar, a exposição repetida de novos alimentos às crianças deve ser feita de forma sistemática. O mesmo alimento deverá ser oferecido à criança de oito a dez vezes. Outros citam um oferecimento de 12 a 15 vezes (em dias espaçados, claro!).

O hábito de ver um alimento sempre à mesa facilita sua aceitação. A recusa inicial do seu filho a certas comidas deve ser encarada como uma reação normal, pois é um exercício de adaptação. Portanto, não se preocupe demais encarando-a como definitiva; ele apenas não experimentou o alimento o número de vezes suficiente para que seu cérebro o aceite.

O excesso de encorajamento para comer pode gerar mais tensão e ansiedade na criança e em você, o que compromete todo o seu trabalho. Nesse caso, exercite a paciência, mas não desista dos seus objetivos e utilize todas as estratégias apontadas nos capítulos anteriores.

Outros fatores que devem ser levados em consideração na recusa de determinado alimento são: temperatura, cheiro forte ou desagradável, temperos, tipo de corte, mistura de ingredientes e pouca variedade. O importante é que, quando um alimento for recusado, ele deverá ser reapresentado à criança, em várias outras ocasiões, com corte, tempero ou forma de preparo diferente.

Não importa o motivo pelo qual seu filho rejeite determinado alimento, jamais substitua o que não foi comido por outra comida ou bebida que ele aceite melhor, mesmo que for saudável. Essa atitude vai colocar a perder todo o trabalho que você teve até aqui e instaurar um novo padrão, o dos substitutos. Cuidado para não cair nessa armadilha.

Não espere que seu filho aceite essas mudanças sem alguma rebelião, principalmente se ele já está acostumado a comer o que quiser quando bem entender. A criança pode chorar, espernear, dizer que não gosta de você, ameaçar greve de fome ou de banho... Vai ser difícil presenciar essas cenas, mas não fraqueje. Seja firme! Sempre carinhosa e paciente, mas firme.

Quando ele se acalmar, explique-lhe com calma e carinho por que você resolveu implantar tais mudanças – mas sem lhe pedir desculpas, pois você não está fazendo nada errado. Olhe-o nos olhos com carinho e não com piedade. Faça-o entender que ele não vai morrer por ser paciente e ter mais disciplina ao comer, diga que o ama, que você quer vê-lo mais forte, bonito, saudável. Compare-o com um personagem de que ele goste e que respeita, diga-lhe que esse personagem come exatamente o que ele vai passar a comer, do mesmo jeitinho. Use e abuse do seu jogo de cintura.

Nunca se esqueça de que ele vai observá-la e, assim, perceber se as mudanças vieram mesmo para ficar. Então, convença-o!

Ao fazer isso, você terá um aliado apaixonado e apaixonante, que tentará até instigar outras pessoas a comer melhor, usando os mesmos argumentos que você lhe apresentou.

Se estivesse em suas mãos grande parte da responsabilidade pela saúde, qualidade de vida e longevidade do seu filho na vida adulta, quanto choro, birra e chantagem emocional você suportaria com resignação na infância dele para garanti-las?

18 GULOSEIMAS

Quer saber como fazer seu filho preferir uma fruta a um biscoito recheado? Mantenha o biscoito longe dos olhos dele. É muita tentação para uma criança ter essas comidas à vista. É crueldade com seu filho ter essas coisas em casa e dizer que ele não pode comê-las. O que está longe dos olhos também fica mais longe do coração. E não vale guardar os biscoitos naquela gaveta que todo mundo sabe que está cheia de guloseimas. Se ele sabe que essa gaveta existe, vai querer o que está dentro dela e você terá de se esforçar o triplo para contê-lo. É mais trabalho para você e mais sofrimento para ele.

Se não tiver guloseimas em casa, você não vai precisar mentir para o seu filho dizendo que acabaram ou que depois você compra mais. Não ter guloseimas em casa é ganhar mais pontos na escala de sucesso da reeducação alimentar.

As crianças são muito vulneráveis e refletem as escolhas que os adultos fazem por elas. Dessa forma, cabe a nós a difícil tarefa de decidir o que comem ou deixam de comer. Como essa tarefa é chata e sempre fica em segundo plano, e como o assunto alimentação saudável é sempre tratado com displicência e demagogia por praticamente todos os adultos, as crianças não têm como se proteger das escolhas erradas de seus cuidadores – e, cada vez mais cedo, estão pagando o preço por esses hábitos errados que seus responsáveis lhes permitiram aprender.

Porém, como toda mãe tem o coração mole demais, institua a hora da guloseima. Nos dias em que saírem para comer fora ou estiverem visitando parentes e amigos – ou mesmo em determinados passeios –, permita que seu filho se deleite com alguma guloseima que lhe for oferecida. Porém, somente após as refeições, se a guloseima for um doce, ou em horário de lanche, se for salgado ou biscoito. E lembre-se de que mesmo entre as "bobagens" há opções saudáveis e interessantes.

Na hora da guloseima, seu filho poderá comer e beber o que tiver vontade, mas você deve restringir a quantidade e os horários. Nada de comer todos os bombons de uma caixa durante o dia, ou um megapacotão de salgadinhos no lugar do almoço, outro no lanche e outro no jantar; use o bom senso e seja firme!

Você vai se surpreender quando ele quiser, na hora da guloseima, salada de frutas no lugar do salgadinho com refrigerante. É só ele se acostumar com a rotina e tomar gosto por alimentos saudáveis.

19 CONSIDERAÇÕES IMPORTANTES

Há cerca de 20 anos, a desnutrição infantil era um problema de saúde pública causada por falta de comida. Hoje, o Brasil está se tornando um país de obesos anêmicos, por mau uso da alimentação. O que antes era problema de política pública hoje é fruto de displicência e de escolhas erradas dos pais e cuidadores, pois cabe a nós a árdua tarefa de decidir o que nossas crianças vão comer.

Não se engane: quem vai se preocupar com as consequências de uma alimentação desequilibrada não é a mídia, com suas propagandas banhadas em gordura e recheadas de açúcar; nem a escola em que seu filho passa boa parte do dia; nem o amiguinho mais chegado que ele adora imitar. **Tal preocupação deve ser sua.**

Não tente atribuir a outras pessoas – ou até a seu filho – uma responsabilidade que é sua. Pare de esperar que seu filho descubra sozinho o que é melhor para a saúde dele. Pare de acatar todas as suas vontades e exigências. Basta de sucumbir a todos os seus choramingos, birras e chantagens. Seu filho é só uma criança imatura, inexperiente e inocente, cujos hábitos errados precisam e podem ser mudados. Basta alguém encaminhá-lo na direção certa – e ninguém é melhor que você, que de fato o ama, para fazer isso.

Chega de culpar a falta de tempo, a personalidade da criança, as más influências da família ou dos amigos dele. Em toda e qualquer mudança, como a que estou lhe propondo fazer com hábitos alimentares da sua família, existem inconveniências e dificuldades, mas deixar-se sucumbir a elas depende exclusivamente de você.

20 VITÓRIA

Quando você começar a colocar em prática o plano de reeducar a alimentação da sua família, não espere aplausos. Vai aparecer de tudo. Pessoas que a apoiarão e outras (a maioria) que não a levarão a sério e desdenharão do seu esforço, considerando-o perda de tempo. Haverá indivíduos morrendo de dó do seu filho e do seu marido; outros a taxarão de ridícula ou a olharão com falsa complacência. Alguns não vão acreditar, outros vão testá-la. Alguns dirão que você não é capaz e outros vão magoá-la. E isso vai acontecer inclusive dentro da sua família.

Choro – seu e das crianças –, protestos, birras e chantagens serão comuns. Você vai se sentir péssima, fraca e impotente, às vezes humilhada. Vai acontecer de tudo para fazê-la desistir antes, durante e depois de implantar a reeducação alimentar da sua família.

Porém, será que vale a pena desistir?

Será que qualquer uma dessas pessoas que boicotar seu esforço para proteger a saúde e a vida da sua família aguentará as consequências da sua desistência? Infelizmente, esse peso só cairá sobre os seus ombros. Ninguém, mas ninguém mesmo, vai assumir essa responsabilidade por você.

Você já adquiriu as ferramentas para mudar os hábitos alimentares da sua família. Agora, agarre a oportunidade. Os hábitos não se formam da noite para o dia, nem as mudanças e adaptações.

Você é mais forte do que imagina. Use essa força em seu favor, em favor do seu filho. Você pode até duvidar da sua capacidade, mas eu confio nela. Afinal, se você perseverou até aqui na leitura deste livro, já demonstrou toda força do seu amor – não a subestime.

Aja! E conte comigo.

REFERÊNCIAS

ABC.MED.BR. *Hipertensão arterial na infância ou a criança com pressão alta: o que deve ser feito?*, 2013. Disponível em: <http://www.abc.med.br/p/saude-da-crianca/378449/hipertensao-arterial-na-infancia-ou-a--crianca-com-pressao-alta-o-que-deve-ser-feito.htm>. Acesso em: 9 mar. 2015

AGÊNCIA NACIONAL DE VIGILÂNCIA SANITÁRIA. Resolução RDC n. 263, de 22 de setembro de 2005. Regulamento técnico para produtos de cereais, amidos, farinhas e farelos.

_____. Resolução RDC n. 276, de 22 de setembro de 2005. Regulamento técnico para especiarias, temperos e molhos.

_____. Resolução RDC n.359, de 23 de dezembro de 2003. Regulamento técnico de porções de alimentos embalados para fins de rotulagem nutricional.

BARROS FILHO, A. A. "Obesity: a puzzling disorder". *Jornal de Pediatria*, v. 80, n. 1, Rio de Janeiro, 2004, p. 1-3.

BRASIL. Ministério da Saúde. Secretaria de Atenção à Saúde. Departamento de Atenção Básica. *Guia alimentar para a população brasileira*, brasília, 2006.

_____. Ministério da Saúde. Secretaria de Atenção à Saúde. Departamento de Atenção Básica. *Guia alimentar para a população brasileira*, Brasília, 2014.

CARREIRO, D. M. *Entendendo a importância do processo alimentar*. 2 ed. São Paulo: Edição do Autor, 2007.

COSTA, N. M. B. C.; PELUZIO, M. C. G. *Nutrição básica e metabolismo*. Viçosa: Ed. da UFV, 2008.

FAGIOLI, D.; NASSER, L. A. *Educação nutricional na infância e na adolescência*. São Paulo: RCN, 2008.

FORMIGUERA, X.; CANTÓN, A. "Obesity: epidemiology and clinical aspects". *Best Practice & Research Clinical Gastroenterology*, v. 18, 2004, p. 1125-46.

GARCIA, R.; MANCUSO, A. M. *Nutrição e metabolismo – Mudanças alimentares e educação nutricional*. Rio de Janeiro: Guanabara Koogan, 2011.

HORTA, A. et al. "Marketing e alimentação no espaço escolar: estímulos sensoriais/corporais e a sua apropriação pelas crianças". *Sociologia, Revista da Faculdade de Letras da Universidade do Porto*, 2013, p. 85-108.

INSTITUTO BRASILEIRO DE GEOGRAFIA E ESTATÍSTICA. Pesquisa de Orçamentos Familiares 2008-2009. Antropometria e Estado Nutricional de Crianças, Adolescentes e Adultos no Brasil. Ministério do Planejamento, Orçamento e Gestão Instituto Brasileiro de Geografia e Estatística – IBGE. Diretoria de Pesquisas Coordenação de Trabalho e Rendimento, 2010.

LAMOUNIER, J. A. "Alimentação e nutrição da criança no século XXI". *Revista Médica de Minas Gerais*, n. 21, (3, supl. 1), 2011, p. 8-12.

LOBO, CLÁUDIA. *Comida de criança – Ajude seu filho a se alimentar bem sempre*. São Paulo: MG, 2010.

MORAES, F. P.; COLLA, L. M. "Alimentos funcionais e nutracêuticos: definições, legislação e benefícios à saúde". *Revista Eletrônica de Farmácia*, v. 3, n. 2, 2006, p. 109-22.

OLIVEIRA, M. K. Vygotsky: aprendizagem e desenvolvimento – Um processo sócio-histórico. 3 ed. São Paulo: Scipione, 1995.

OLIVEIRA, S. R. N.; SILVA, R. "O lúdico e suas múltiplas derivações na realidade da educação infantil". Revista de Divulgação Técnico-científica do ICPG, v. 3, n. 10, jan.-jun. 2007.

PASSMORE, R. et al. "Consumo recomendado de energia e nutrientes". In: Organização Mundial de Saúde. Manual das necessidades nutricionais humanas. São Paulo: Atheneu, 2003, p. 1-5.

RAMALHO, A. Fome oculta: diagnóstico, tratamento e prevenção. São Paulo: Atheneu, 2009.

RAMOS, M.; STEIN, L. M. "Desenvolvimento do comportamento alimentar infantil". Jornal de Pediatria, Rio de Janeiro, v. 76, supl. 3, 2000.

RIBEIRO, R. Q. et al. "Fatores adicionais de risco cardiovascular associados ao excesso de peso em crianças e adolescentes. O estudo do coração de Belo Horizonte". Arquivos Brasileiros de Cardiologia, v. 86, n. 6, 2006, p. 406-16.

SOUZA, M. R. et al. "Análise da prevalência de resistência insulínica e diabetes mellitus tipo 2 em crianças e adolescentes obesos". Arquivos de Ciências da Saúde, v. 11, 2004, p. 215-18.

TADDEI, J. A. "Transição nutricional em menores de cinco anos: evidências dos inquéritos antropométricos brasileiros". In: CARDOSO, A. L.; LOPES, L. A.; TADDEI, J. A. A. C. (orgs.). Tópicos em nutrição pediátrica. São Paulo: Atheneu, 2004. p. 11-43.

VASCONCELOS, L. R.; DIAS, A. M. A criança e o marketing – Informações fundamentais para proteger as crianças dos apelos do marketing infantil. São Paulo: Summus, 2012.

VYGOTSKY, L. S. A formação social da mente. São Paulo: Martins Fontes, 1984.

AGRADECIMENTOS

Agradeço àquele que É.
 À minha família, pelo amor e pela paciência.
 Ao dr. Roberto Shinyashiki, que muito me inspirou.
 Aos meus amigos de sempre.
 A você que acredita no meu trabalho.

APÊNDICE

Sugestão semanal de cardápio (as receitas marcadas com asteriscos podem ser conferidas em: <http://claudialobonutricionista.net>).

Alimentação saudável na infância

	Café da manhã	Lanche da manhã	Almoço	Lanche da tarde	Jantar
Segunda-feira	• Omelete de tomate com milho e cheiro-verde* • Suco de acerola (natural ou polpa congelada)	• Mamão picado • Pão de polvilho temperado*	• Arroz e feijão • Lagarto desfiado com cenoura em cubinhos* • Salada de alface e tomate • Sobremesa: uvas sem semente	• Espetinho de frutas com mel de agave e coco ralado	• Macarrão de arroz com legumes e frango assado • Salada de alface • Sobremesa: maçã
Terça-feira	• Torrada de pão rico em fibras com pasta de amendoim caseira* • Suco de mamão com laranja (natural ou polpa congelada)	• Banana amassada com aveia e canela	• Risoto de cogumelos, grão-de-bico e legumes* • Salada verde com molho de maracujá* • Sobremesa: palitos de goiaba	• *Cupcake* salgado de legumes e queijo*	• Purê de batatas e couve-flor com ovos cozidos e molho de tomates frescos • Couve picadinha refogada com abóbora cozida *al dente* e ralada • Sobremesa: salada de frutas

Quarta-feira	• Bolo de chocolate sem farinha* • Suco de morango (natural ou polpa congelada)	• Torta surpresa de abobrinha*	• Arroz com ervilhas e cenoura • Iscas de frango grelhadas • Floretes de brócolis no vapor • Sobremesa: laranja em gomos	• Ovos de codorna cozidos com tomates *sweet grape* (não use ovos em conserva)	• Panqueca de carne moída com escarola • Salada de tomate, pepino e mandioquinha • Sobremesa: melão
Quinta-feira	• Sanduíche de pão rico em fibras com patê de atum e cenoura ralada • Suco de laranja (natural ou polpa congelada)	• Biscoitos de arroz com creme caseiro de avelã*	• Lasanha diferente* • Salada de alface, rúcula e pimentão vermelho • Sobremesa: doce de casca de melancia com abacaxi*	• *Cookie* de aveia caseiro* • Leite cheiroso*	• Caldo cremoso de feijão com legumes e carne* • Sobremesa: crocante de frutas*
Sexta-feira	• Vitamina de frutas com aveia • Biscoito de polvilho salgado (sem gordura trans)	• Ovos assados temperados com ervas*	• Arroz • Filé de pescada cozido no vapor com cenoura e vagem ao alho e óleo • Salada de agrião ao vinagrete • Sobremesa: pera	• Gelado de manga*	• Escondidinho de frango especial* • Salada de rúcula com figos frescos • Sobremesa: pudim de chocolate*

Sábado	• Panqueca rosa com mel e frutas picadas* • Água de coco	• Salada de frutas com farofa de castanha de caju	• Arroz e feijão • Hambúrguer de carne moída assado* • Salada de escarola e beterraba com molho de manga* • Sobremesa: kiwi	• Batata chips de micro-ondas* • Suco de maracujá (natural ou polpa congelada)	• Arroz de forno com legumes e sardinha* • Salada de acelga com tomates • Sobremesa: abacaxi
Domingo	• Tapioca com queijo e banana • Suco de caju (natural ou polpa congelada)	• Petiscos de batata-doce temperados e assados*	• Macarronada à bolonhesa • Salada quente* • Sobremesa: papaia com sorvete	• Banana assada com chocolate meio-amargo	• Sopa de milho com legumes e couve* • Sobremesa: caqui

www.gruposummus.com.br

IMPRESSO NA GRÁFICA sumago
sumago gráfica editorial ltda
rua itauna, 789 vila maria
02111-031   são paulo   sp
tel e fax 11 **2955 5636**
sumago@sumago.com.br